**Month:** ..............................

**Year :** ..............................

D1524746

| Date | Time | SYS | DIA | Heart Rate | Respiratory Rate | Oxygen Level | Blood Sugar (Pre/Post Meal or Fasting) | °C | °F | Weight | Notes |
|---|---|---|---|---|---|---|---|---|---|---|---|
| | ○ AM ○ PM | | | | | | ○ Pre ○ Post ○ FBS | | | | |
| Notes : | | | | | | | | | | | |
| | ○ AM ○ PM | | | | | | ○ Pre ○ Post ○ FBS | | | | |
| Notes : | | | | | | | | | | | |
| | ○ AM ○ PM | | | | | | ○ Pre ○ Post ○ FBS | | | | |
| Notes : | | | | | | | | | | | |
| | ○ AM ○ PM | | | | | | ○ Pre ○ Post ○ FBS | | | | |
| Notes : | | | | | | | | | | | |
| | ○ AM ○ PM | | | | | | ○ Pre ○ Post ○ FBS | | | | |
| Notes : | | | | | | | | | | | |
| | ○ AM ○ PM | | | | | | ○ Pre ○ Post ○ FBS | | | | |
| Notes : | | | | | | | | | | | |
| | ○ AM ○ PM | | | | | | ○ Pre ○ Post ○ FBS | | | | |
| Notes : | | | | | | | | | | | |
| | ○ AM ○ PM | | | | | | ○ Pre ○ Post ○ FBS | | | | |
| Notes : | | | | | | | | | | | |
| | ○ AM ○ PM | | | | | | ○ Pre ○ Post ○ FBS | | | | |
| Notes : | | | | | | | | | | | |
| | ○ AM ○ PM | | | | | | ○ Pre ○ Post ○ FBS | | | | |
| Notes : | | | | | | | | | | | |
| | ○ AM ○ PM | | | | | | ○ Pre ○ Post ○ FBS | | | | |
| Notes : | | | | | | | | | | | |
| | ○ AM ○ PM | | | | | | ○ Pre ○ Post ○ FBS | | | | |
| Notes : | | | | | | | | | | | |
| | ○ AM ○ PM | | | | | | ○ Pre ○ Post ○ FBS | | | | |
| Notes : | | | | | | | | | | | |
| | ○ AM ○ PM | | | | | | ○ Pre ○ Post ○ FBS | | | | |
| Notes : | | | | | | | | | | | |

▶ ..................................................

**Month:** ...........................

**Year :** ...........................

| Date | Time | SYS | DIA | Blood Pressure | Heart Rate | Respiratory Rate | Oxygen Level | Blood Sugar (Pre/Post Meal or Fasting) | °C | °F | Temperature / Weight | Notes |
|------|------|-----|-----|----------------|------------|------------------|--------------|----------------------------------------|-----|-----|----------------------|-------|
|  | ○ AM ○ PM |  | | |  |  |  | ○ Pre ○ Post ○ FBS |  |  |  |  |
| Notes : | | | | | | | | | | | | |
|  | ○ AM ○ PM |  | | |  |  |  | ○ Pre ○ Post ○ FBS |  |  |  |  |
| Notes : | | | | | | | | | | | | |
|  | ○ AM ○ PM |  | | |  |  |  | ○ Pre ○ Post ○ FBS |  |  |  |  |
| Notes : | | | | | | | | | | | | |
|  | ○ AM ○ PM |  | | |  |  |  | ○ Pre ○ Post ○ FBS |  |  |  |  |
| Notes : | | | | | | | | | | | | |
|  | ○ AM ○ PM |  | | |  |  |  | ○ Pre ○ Post ○ FBS |  |  |  |  |
| Notes : | | | | | | | | | | | | |
|  | ○ AM ○ PM |  | | |  |  |  | ○ Pre ○ Post ○ FBS |  |  |  |  |
| Notes : | | | | | | | | | | | | |
|  | ○ AM ○ PM |  | | |  |  |  | ○ Pre ○ Post ○ FBS |  |  |  |  |
| Notes : | | | | | | | | | | | | |
|  | ○ AM ○ PM |  | | |  |  |  | ○ Pre ○ Post ○ FBS |  |  |  |  |
| Notes : | | | | | | | | | | | | |
|  | ○ AM ○ PM |  | | |  |  |  | ○ Pre ○ Post ○ FBS |  |  |  |  |
| Notes : | | | | | | | | | | | | |
|  | ○ AM ○ PM |  | | |  |  |  | ○ Pre ○ Post ○ FBS |  |  |  |  |
| Notes : | | | | | | | | | | | | |
|  | ○ AM ○ PM |  | | |  |  |  | ○ Pre ○ Post ○ FBS |  |  |  |  |
| Notes : | | | | | | | | | | | | |
|  | ○ AM ○ PM |  | | |  |  |  | ○ Pre ○ Post ○ FBS |  |  |  |  |
| Notes : | | | | | | | | | | | | |
|  | ○ AM ○ PM |  | | |  |  |  | ○ Pre ○ Post ○ FBS |  |  |  |  |
| Notes : | | | | | | | | | | | | |
|  | ○ AM ○ PM |  | | |  |  |  | ○ Pre ○ Post ○ FBS |  |  |  |  |
| Notes : | | | | | | | | | | | | |

►

........................................................................

**Month:** ...........................

**Year :** ...........................

| Date | Time | SYS | DIA | Blood Pressure | Heart Rate | Respiratory Rate | Oxygen Level | Blood Sugar (Pre/Post Meal or Fasting) | Temperature °C | °F | Weight | Notes |
|------|------|-----|-----|----------------|------------|------------------|--------------|----------------------------------------|----------------|-----|--------|-------|
| | ○ AM ○ PM | | | | | | | ○ Pre ○ Post ○ FBS | | | | |
| Notes : | | | | | | | | | | | | |
| | ○ AM ○ PM | | | | | | | ○ Pre ○ Post ○ FBS | | | | |
| Notes : | | | | | | | | | | | | |
| | ○ AM ○ PM | | | | | | | ○ Pre ○ Post ○ FBS | | | | |
| Notes : | | | | | | | | | | | | |
| | ○ AM ○ PM | | | | | | | ○ Pre ○ Post ○ FBS | | | | |
| Notes : | | | | | | | | | | | | |
| | ○ AM ○ PM | | | | | | | ○ Pre ○ Post ○ FBS | | | | |
| Notes : | | | | | | | | | | | | |
| | ○ AM ○ PM | | | | | | | ○ Pre ○ Post ○ FBS | | | | |
| Notes : | | | | | | | | | | | | |
| | ○ AM ○ PM | | | | | | | ○ Pre ○ Post ○ FBS | | | | |
| Notes : | | | | | | | | | | | | |
| | ○ AM ○ PM | | | | | | | ○ Pre ○ Post ○ FBS | | | | |
| Notes : | | | | | | | | | | | | |
| | ○ AM ○ PM | | | | | | | ○ Pre ○ Post ○ FBS | | | | |
| Notes : | | | | | | | | | | | | |
| | ○ AM ○ PM | | | | | | | ○ Pre ○ Post ○ FBS | | | | |
| Notes : | | | | | | | | | | | | |
| | ○ AM ○ PM | | | | | | | ○ Pre ○ Post ○ FBS | | | | |
| Notes : | | | | | | | | | | | | |
| | ○ AM ○ PM | | | | | | | ○ Pre ○ Post ○ FBS | | | | |
| Notes : | | | | | | | | | | | | |
| | ○ AM ○ PM | | | | | | | ○ Pre ○ Post ○ FBS | | | | |
| Notes : | | | | | | | | | | | | |
| | ○ AM ○ PM | | | | | | | ○ Pre ○ Post ○ FBS | | | | |
| Notes : | | | | | | | | | | | | |

▶
....................................................................................................................

**Month:** .............................

**Year :** .............................

| Date | Time | SYS | DIA | Blood Pressure | Heart Rate | Respiratory Rate | Oxygen Level | Blood Sugar (Pre/Post Meal or Fasting) | °C | °F | Temperature | Weight | Notes |
|------|------|-----|-----|----------------|------------|------------------|--------------|----------------------------------------|-----|-----|-------------|--------|-------|
|  | ○ AM ○ PM |  |  |  |  |  | ○ Pre ○ Post ○ FBS |  |  |  |  |  |  |
| Notes : | | | | | | | | | | | | | |
|  | ○ AM ○ PM |  |  |  |  |  | ○ Pre ○ Post ○ FBS |  |  |  |  |  |  |
| Notes : | | | | | | | | | | | | | |
|  | ○ AM ○ PM |  |  |  |  |  | ○ Pre ○ Post ○ FBS |  |  |  |  |  |  |
| Notes : | | | | | | | | | | | | | |
|  | ○ AM ○ PM |  |  |  |  |  | ○ Pre ○ Post ○ FBS |  |  |  |  |  |  |
| Notes : | | | | | | | | | | | | | |
|  | ○ AM ○ PM |  |  |  |  |  | ○ Pre ○ Post ○ FBS |  |  |  |  |  |  |
| Notes : | | | | | | | | | | | | | |
|  | ○ AM ○ PM |  |  |  |  |  | ○ Pre ○ Post ○ FBS |  |  |  |  |  |  |
| Notes : | | | | | | | | | | | | | |
|  | ○ AM ○ PM |  |  |  |  |  | ○ Pre ○ Post ○ FBS |  |  |  |  |  |  |
| Notes : | | | | | | | | | | | | | |
|  | ○ AM ○ PM |  |  |  |  |  | ○ Pre ○ Post ○ FBS |  |  |  |  |  |  |
| Notes : | | | | | | | | | | | | | |
|  | ○ AM ○ PM |  |  |  |  |  | ○ Pre ○ Post ○ FBS |  |  |  |  |  |  |
| Notes : | | | | | | | | | | | | | |
|  | ○ AM ○ PM |  |  |  |  |  | ○ Pre ○ Post ○ FBS |  |  |  |  |  |  |
| Notes : | | | | | | | | | | | | | |
|  | ○ AM ○ PM |  |  |  |  |  | ○ Pre ○ Post ○ FBS |  |  |  |  |  |  |
| Notes : | | | | | | | | | | | | | |
|  | ○ AM ○ PM |  |  |  |  |  | ○ Pre ○ Post ○ FBS |  |  |  |  |  |  |
| Notes : | | | | | | | | | | | | | |
|  | ○ AM ○ PM |  |  |  |  |  | ○ Pre ○ Post ○ FBS |  |  |  |  |  |  |
| Notes : | | | | | | | | | | | | | |
|  | ○ AM ○ PM |  |  |  |  |  | ○ Pre ○ Post ○ FBS |  |  |  |  |  |  |
| Notes : | | | | | | | | | | | | | |

► ..............................................................................

**Month:** ...........................

**Year :** ...........................

| Date | Time | SYS | DIA | Blood Pressure | Heart Rate | Respiratory Rate | Oxygen Level | Blood Sugar (Pre/Post Meal or Fasting) | Temperature °C | °F | Weight | Notes |
|------|------|-----|-----|----------------|------------|------------------|--------------|----------------------------------------|----------------|----|--------|-------|
| | ○AM ○PM | | | | | | ○Pre ○Post ○FBS | | | | | |
| Notes : | | | | | | | | | | | | |
| | ○AM ○PM | | | | | | ○Pre ○Post ○FBS | | | | | |
| Notes : | | | | | | | | | | | | |
| | ○AM ○PM | | | | | | ○Pre ○Post ○FBS | | | | | |
| Notes : | | | | | | | | | | | | |
| | ○AM ○PM | | | | | | ○Pre ○Post ○FBS | | | | | |
| Notes : | | | | | | | | | | | | |
| | ○AM ○PM | | | | | | ○Pre ○Post ○FBS | | | | | |
| Notes : | | | | | | | | | | | | |
| | ○AM ○PM | | | | | | ○Pre ○Post ○FBS | | | | | |
| Notes : | | | | | | | | | | | | |
| | ○AM ○PM | | | | | | ○Pre ○Post ○FBS | | | | | |
| Notes : | | | | | | | | | | | | |
| | ○AM ○PM | | | | | | ○Pre ○Post ○FBS | | | | | |
| Notes : | | | | | | | | | | | | |
| | ○AM ○PM | | | | | | ○Pre ○Post ○FBS | | | | | |
| Notes : | | | | | | | | | | | | |
| | ○AM ○PM | | | | | | ○Pre ○Post ○FBS | | | | | |
| Notes : | | | | | | | | | | | | |
| | ○AM ○PM | | | | | | ○Pre ○Post ○FBS | | | | | |
| Notes : | | | | | | | | | | | | |
| | ○AM ○PM | | | | | | ○Pre ○Post ○FBS | | | | | |
| Notes : | | | | | | | | | | | | |
| | ○AM ○PM | | | | | | ○Pre ○Post ○FBS | | | | | |
| Notes : | | | | | | | | | | | | |
| | ○AM ○PM | | | | | | ○Pre ○Post ○FBS | | | | | |
| Notes : | | | | | | | | | | | | |

▶ ..............................................................................................................

**Month:** ...................................

**Year :** ...............................

| Date | Time | SYS | DIA | Blood Pressure | Heart Rate | Respiratory Rate | Oxygen Level | Blood Sugar (Pre/Post Meal or Fasting) | °C | °F | Temperature / Weight | Notes |
|------|------|-----|-----|----------------|------------|------------------|--------------|----------------------------------------|-----|-----|----------------------|-------|
|  | ○ AM ○ PM |  |  |  |  |  | ○ Pre ○ Post ○ FBS |  |  |  |  |  |
| Notes : |
|  | ○ AM ○ PM |  |  |  |  |  | ○ Pre ○ Post ○ FBS |  |  |  |  |  |
| Notes : |
|  | ○ AM ○ PM |  |  |  |  |  | ○ Pre ○ Post ○ FBS |  |  |  |  |  |
| Notes : |
|  | ○ AM ○ PM |  |  |  |  |  | ○ Pre ○ Post ○ FBS |  |  |  |  |  |
| Notes : |
|  | ○ AM ○ PM |  |  |  |  |  | ○ Pre ○ Post ○ FBS |  |  |  |  |  |
| Notes : |
|  | ○ AM ○ PM |  |  |  |  |  | ○ Pre ○ Post ○ FBS |  |  |  |  |  |
| Notes : |
|  | ○ AM ○ PM |  |  |  |  |  | ○ Pre ○ Post ○ FBS |  |  |  |  |  |
| Notes : |
|  | ○ AM ○ PM |  |  |  |  |  | ○ Pre ○ Post ○ FBS |  |  |  |  |  |
| Notes : |
|  | ○ AM ○ PM |  |  |  |  |  | ○ Pre ○ Post ○ FBS |  |  |  |  |  |
| Notes : |
|  | ○ AM ○ PM |  |  |  |  |  | ○ Pre ○ Post ○ FBS |  |  |  |  |  |
| Notes : |
|  | ○ AM ○ PM |  |  |  |  |  | ○ Pre ○ Post ○ FBS |  |  |  |  |  |
| Notes : |
|  | ○ AM ○ PM |  |  |  |  |  | ○ Pre ○ Post ○ FBS |  |  |  |  |  |
| Notes : |
|  | ○ AM ○ PM |  |  |  |  |  | ○ Pre ○ Post ○ FBS |  |  |  |  |  |
| Notes : |
|  | ○ AM ○ PM |  |  |  |  |  | ○ Pre ○ Post ○ FBS |  |  |  |  |  |
| Notes : |

► ..........................................................................................................................

**Month:** ...........................

**Year :** ...........................

| Date | Time | SYS | DIA | Heart Rate | Respiratory Rate | Oxygen Level | Blood Sugar (Pre/Post Meal or Fasting) | Temperature °C | °F | Weight | Notes |
|------|------|-----|-----|------------|------------------|--------------|----------------------------------------|---------------|-----|--------|-------|
| | ○ AM ○ PM | | | | | | ○ Pre ○ Post ○ FBS | | | | |
| Notes : | | | | | | | | | | | |
| | ○ AM ○ PM | | | | | | ○ Pre ○ Post ○ FBS | | | | |
| Notes : | | | | | | | | | | | |
| | ○ AM ○ PM | | | | | | ○ Pre ○ Post ○ FBS | | | | |
| Notes : | | | | | | | | | | | |
| | ○ AM ○ PM | | | | | | ○ Pre ○ Post ○ FBS | | | | |
| Notes : | | | | | | | | | | | |
| | ○ AM ○ PM | | | | | | ○ Pre ○ Post ○ FBS | | | | |
| Notes : | | | | | | | | | | | |
| | ○ AM ○ PM | | | | | | ○ Pre ○ Post ○ FBS | | | | |
| Notes : | | | | | | | | | | | |
| | ○ AM ○ PM | | | | | | ○ Pre ○ Post ○ FBS | | | | |
| Notes : | | | | | | | | | | | |
| | ○ AM ○ PM | | | | | | ○ Pre ○ Post ○ FBS | | | | |
| Notes : | | | | | | | | | | | |
| | ○ AM ○ PM | | | | | | ○ Pre ○ Post ○ FBS | | | | |
| Notes : | | | | | | | | | | | |
| | ○ AM ○ PM | | | | | | ○ Pre ○ Post ○ FBS | | | | |
| Notes : | | | | | | | | | | | |
| | ○ AM ○ PM | | | | | | ○ Pre ○ Post ○ FBS | | | | |
| Notes : | | | | | | | | | | | |
| | ○ AM ○ PM | | | | | | ○ Pre ○ Post ○ FBS | | | | |
| Notes : | | | | | | | | | | | |
| | ○ AM ○ PM | | | | | | ○ Pre ○ Post ○ FBS | | | | |
| Notes : | | | | | | | | | | | |
| | ○ AM ○ PM | | | | | | ○ Pre ○ Post ○ FBS | | | | |
| Notes : | | | | | | | | | | | |

▶

..............................................................................................................................

**Month:** ...........................

**Year :** ....................

| Date | Time | SYS | DIA | Blood Pressure | Heart Rate | Respiratory Rate | Oxygen Level | Blood Sugar (Pre/Post Meal or Fasting) | °C | °F | Temperature / Weight | Notes |
|---|---|---|---|---|---|---|---|---|---|---|---|---|
| | ○ AM ○ PM | | | | | | | ○ Pre ○ Post ○ FBS | | | | |
| Notes : | | | | | | | | | | | | |
| | ○ AM ○ PM | | | | | | | ○ Pre ○ Post ○ FBS | | | | |
| Notes : | | | | | | | | | | | | |
| | ○ AM ○ PM | | | | | | | ○ Pre ○ Post ○ FBS | | | | |
| Notes : | | | | | | | | | | | | |
| | ○ AM ○ PM | | | | | | | ○ Pre ○ Post ○ FBS | | | | |
| Notes : | | | | | | | | | | | | |
| | ○ AM ○ PM | | | | | | | ○ Pre ○ Post ○ FBS | | | | |
| Notes : | | | | | | | | | | | | |
| | ○ AM ○ PM | | | | | | | ○ Pre ○ Post ○ FBS | | | | |
| Notes : | | | | | | | | | | | | |
| | ○ AM ○ PM | | | | | | | ○ Pre ○ Post ○ FBS | | | | |
| Notes : | | | | | | | | | | | | |
| | ○ AM ○ PM | | | | | | | ○ Pre ○ Post ○ FBS | | | | |
| Notes : | | | | | | | | | | | | |
| | ○ AM ○ PM | | | | | | | ○ Pre ○ Post ○ FBS | | | | |
| Notes : | | | | | | | | | | | | |
| | ○ AM ○ PM | | | | | | | ○ Pre ○ Post ○ FBS | | | | |
| Notes : | | | | | | | | | | | | |
| | ○ AM ○ PM | | | | | | | ○ Pre ○ Post ○ FBS | | | | |
| Notes : | | | | | | | | | | | | |
| | ○ AM ○ PM | | | | | | | ○ Pre ○ Post ○ FBS | | | | |
| Notes : | | | | | | | | | | | | |
| | ○ AM ○ PM | | | | | | | ○ Pre ○ Post ○ FBS | | | | |
| Notes : | | | | | | | | | | | | |
| | ○ AM ○ PM | | | | | | | ○ Pre ○ Post ○ FBS | | | | |
| Notes : | | | | | | | | | | | | |

▶
.................................................................................................

**Month:** ...............................

**Year :** ...............................

| Date | Time | SYS | DIA | Heart Rate | Respiratory Rate | Oxygen Level | Blood Sugar (Pre/Post Meal or Fasting) | °C | °F | Weight | Notes |
|------|------|-----|-----|------------|------------------|--------------|----------------------------------------|-----|-----|--------|-------|
| | ○AM ○PM | | | | | | ○Pre ○Post ○FBS | | | | |
| Notes : | | | | | | | | | | | |
| | ○AM ○PM | | | | | | ○Pre ○Post ○FBS | | | | |
| Notes : | | | | | | | | | | | |
| | ○AM ○PM | | | | | | ○Pre ○Post ○FBS | | | | |
| Notes : | | | | | | | | | | | |
| | ○AM ○PM | | | | | | ○Pre ○Post ○FBS | | | | |
| Notes : | | | | | | | | | | | |
| | ○AM ○PM | | | | | | ○Pre ○Post ○FBS | | | | |
| Notes : | | | | | | | | | | | |
| | ○AM ○PM | | | | | | ○Pre ○Post ○FBS | | | | |
| Notes : | | | | | | | | | | | |
| | ○AM ○PM | | | | | | ○Pre ○Post ○FBS | | | | |
| Notes : | | | | | | | | | | | |
| | ○AM ○PM | | | | | | ○Pre ○Post ○FBS | | | | |
| Notes : | | | | | | | | | | | |
| | ○AM ○PM | | | | | | ○Pre ○Post ○FBS | | | | |
| Notes : | | | | | | | | | | | |
| | ○AM ○PM | | | | | | ○Pre ○Post ○FBS | | | | |
| Notes : | | | | | | | | | | | |
| | ○AM ○PM | | | | | | ○Pre ○Post ○FBS | | | | |
| Notes : | | | | | | | | | | | |
| | ○AM ○PM | | | | | | ○Pre ○Post ○FBS | | | | |
| Notes : | | | | | | | | | | | |
| | ○AM ○PM | | | | | | ○Pre ○Post ○FBS | | | | |
| Notes : | | | | | | | | | | | |
| | ○AM ○PM | | | | | | ○Pre ○Post ○FBS | | | | |
| Notes : | | | | | | | | | | | |

▶ ......................................................................................................

**Month:** .................................

**Year :** .................................

| Date | Time | SYS | DIA | Blood Pressure | Heart Rate | Respiratory Rate | Oxygen Level | Blood Sugar (Pre/Post Meal or Fasting) | °C | °F | Temperature | Weight | Notes |
|------|------|-----|-----|----------------|------------|------------------|--------------|----------------------------------------|-----|-----|-------------|--------|-------|
| | ○ AM ○ PM | | | | | | | ○ Pre ○ Post ○ FBS | | | | | |
| Notes : | | | | | | | | | | | | | |
| | ○ AM ○ PM | | | | | | | ○ Pre ○ Post ○ FBS | | | | | |
| Notes : | | | | | | | | | | | | | |
| | ○ AM ○ PM | | | | | | | ○ Pre ○ Post ○ FBS | | | | | |
| Notes : | | | | | | | | | | | | | |
| | ○ AM ○ PM | | | | | | | ○ Pre ○ Post ○ FBS | | | | | |
| Notes : | | | | | | | | | | | | | |
| | ○ AM ○ PM | | | | | | | ○ Pre ○ Post ○ FBS | | | | | |
| Notes : | | | | | | | | | | | | | |
| | ○ AM ○ PM | | | | | | | ○ Pre ○ Post ○ FBS | | | | | |
| Notes : | | | | | | | | | | | | | |
| | ○ AM ○ PM | | | | | | | ○ Pre ○ Post ○ FBS | | | | | |
| Notes : | | | | | | | | | | | | | |
| | ○ AM ○ PM | | | | | | | ○ Pre ○ Post ○ FBS | | | | | |
| Notes : | | | | | | | | | | | | | |
| | ○ AM ○ PM | | | | | | | ○ Pre ○ Post ○ FBS | | | | | |
| Notes : | | | | | | | | | | | | | |
| | ○ AM ○ PM | | | | | | | ○ Pre ○ Post ○ FBS | | | | | |
| Notes : | | | | | | | | | | | | | |
| | ○ AM ○ PM | | | | | | | ○ Pre ○ Post ○ FBS | | | | | |
| Notes : | | | | | | | | | | | | | |
| | ○ AM ○ PM | | | | | | | ○ Pre ○ Post ○ FBS | | | | | |
| Notes : | | | | | | | | | | | | | |
| | ○ AM ○ PM | | | | | | | ○ Pre ○ Post ○ FBS | | | | | |
| Notes : | | | | | | | | | | | | | |
| | ○ AM ○ PM | | | | | | | ○ Pre ○ Post ○ FBS | | | | | |
| Notes : | | | | | | | | | | | | | |

▶ ....................................................................................

**Month:** ................................

**Year :** ........................

| Date | Time | Blood Pressure | | Heart Rate | Respiratory Rate | Oxygen Level | Blood Sugar (Pre/Post Meal or Fasting) | Temperature | | Weight | Notes |
|------|------|-----|-----|-----|-----|-----|-----|------|------|------|------|
| | | SYS | DIA | | | | | °C | °F | | |
| | ○ AM ○ PM | | | | | | ○ Pre ○ Post ○ FBS | | | | |
| Notes : | | | | | | | | | | | |
| | ○ AM ○ PM | | | | | | ○ Pre ○ Post ○ FBS | | | | |
| Notes : | | | | | | | | | | | |
| | ○ AM ○ PM | | | | | | ○ Pre ○ Post ○ FBS | | | | |
| Notes : | | | | | | | | | | | |
| | ○ AM ○ PM | | | | | | ○ Pre ○ Post ○ FBS | | | | |
| Notes : | | | | | | | | | | | |
| | ○ AM ○ PM | | | | | | ○ Pre ○ Post ○ FBS | | | | |
| Notes : | | | | | | | | | | | |
| | ○ AM ○ PM | | | | | | ○ Pre ○ Post ○ FBS | | | | |
| Notes : | | | | | | | | | | | |
| | ○ AM ○ PM | | | | | | ○ Pre ○ Post ○ FBS | | | | |
| Notes : | | | | | | | | | | | |
| | ○ AM ○ PM | | | | | | ○ Pre ○ Post ○ FBS | | | | |
| Notes : | | | | | | | | | | | |
| | ○ AM ○ PM | | | | | | ○ Pre ○ Post ○ FBS | | | | |
| Notes : | | | | | | | | | | | |
| | ○ AM ○ PM | | | | | | ○ Pre ○ Post ○ FBS | | | | |
| Notes : | | | | | | | | | | | |
| | ○ AM ○ PM | | | | | | ○ Pre ○ Post ○ FBS | | | | |
| Notes : | | | | | | | | | | | |
| | ○ AM ○ PM | | | | | | ○ Pre ○ Post ○ FBS | | | | |
| Notes : | | | | | | | | | | | |
| | ○ AM ○ PM | | | | | | ○ Pre ○ Post ○ FBS | | | | |
| Notes : | | | | | | | | | | | |
| | ○ AM ○ PM | | | | | | ○ Pre ○ Post ○ FBS | | | | |
| Notes : | | | | | | | | | | | |

► ..................................................................................................

**Month:** ...............................

**Year :** .......................

| Date | Time | SYS | DIA | Blood Pressure | Heart Rate | Respiratory Rate | Oxygen Level | Blood Sugar (Pre/Post Meal or Fasting) | Temperature °C | °F | Weight | Notes |
|------|------|-----|-----|---------|------------|------------------|--------------|-------------|---------------|------|--------|-------|
| | ○ AM ○ PM | | | | | | | ○ Pre ○ Post ○ FBS | | | | |
| Notes : | | | | | | | | | | | | |
| | ○ AM ○ PM | | | | | | | ○ Pre ○ Post ○ FBS | | | | |
| Notes : | | | | | | | | | | | | |
| | ○ AM ○ PM | | | | | | | ○ Pre ○ Post ○ FBS | | | | |
| Notes : | | | | | | | | | | | | |
| | ○ AM ○ PM | | | | | | | ○ Pre ○ Post ○ FBS | | | | |
| Notes : | | | | | | | | | | | | |
| | ○ AM ○ PM | | | | | | | ○ Pre ○ Post ○ FBS | | | | |
| Notes : | | | | | | | | | | | | |
| | ○ AM ○ PM | | | | | | | ○ Pre ○ Post ○ FBS | | | | |
| Notes : | | | | | | | | | | | | |
| | ○ AM ○ PM | | | | | | | ○ Pre ○ Post ○ FBS | | | | |
| Notes : | | | | | | | | | | | | |
| | ○ AM ○ PM | | | | | | | ○ Pre ○ Post ○ FBS | | | | |
| Notes : | | | | | | | | | | | | |
| | ○ AM ○ PM | | | | | | | ○ Pre ○ Post ○ FBS | | | | |
| Notes : | | | | | | | | | | | | |
| | ○ AM ○ PM | | | | | | | ○ Pre ○ Post ○ FBS | | | | |
| Notes : | | | | | | | | | | | | |
| | ○ AM ○ PM | | | | | | | ○ Pre ○ Post ○ FBS | | | | |
| Notes : | | | | | | | | | | | | |
| | ○ AM ○ PM | | | | | | | ○ Pre ○ Post ○ FBS | | | | |
| Notes : | | | | | | | | | | | | |
| | ○ AM ○ PM | | | | | | | ○ Pre ○ Post ○ FBS | | | | |
| Notes : | | | | | | | | | | | | |
| | ○ AM ○ PM | | | | | | | ○ Pre ○ Post ○ FBS | | | | |
| Notes : | | | | | | | | | | | | |

►
..................................................................................................

**Month:** ...........................

**Year :** ...........................

| Date | Time | SYS | DIA | Blood Pressure | Heart Rate | Respiratory Rate | Oxygen Level | Blood Sugar (Pre/Post Meal or Fasting) | °C | °F | Temperature / Weight | Notes |
|------|------|-----|-----|----------------|-----------|------------------|--------------|----------------------------------------|-----|-----|----------------------|-------|
| | ○ AM ○ PM | | | | | | | ○ Pre ○ Post ○ FBS | | | | |
| Notes : | | | | | | | | | | | | |
| | ○ AM ○ PM | | | | | | | ○ Pre ○ Post ○ FBS | | | | |
| Notes : | | | | | | | | | | | | |
| | ○ AM ○ PM | | | | | | | ○ Pre ○ Post ○ FBS | | | | |
| Notes : | | | | | | | | | | | | |
| | ○ AM ○ PM | | | | | | | ○ Pre ○ Post ○ FBS | | | | |
| Notes : | | | | | | | | | | | | |
| | ○ AM ○ PM | | | | | | | ○ Pre ○ Post ○ FBS | | | | |
| Notes : | | | | | | | | | | | | |
| | ○ AM ○ PM | | | | | | | ○ Pre ○ Post ○ FBS | | | | |
| Notes : | | | | | | | | | | | | |
| | ○ AM ○ PM | | | | | | | ○ Pre ○ Post ○ FBS | | | | |
| Notes : | | | | | | | | | | | | |
| | ○ AM ○ PM | | | | | | | ○ Pre ○ Post ○ FBS | | | | |
| Notes : | | | | | | | | | | | | |
| | ○ AM ○ PM | | | | | | | ○ Pre ○ Post ○ FBS | | | | |
| Notes : | | | | | | | | | | | | |
| | ○ AM ○ PM | | | | | | | ○ Pre ○ Post ○ FBS | | | | |
| Notes : | | | | | | | | | | | | |
| | ○ AM ○ PM | | | | | | | ○ Pre ○ Post ○ FBS | | | | |
| Notes : | | | | | | | | | | | | |
| | ○ AM ○ PM | | | | | | | ○ Pre ○ Post ○ FBS | | | | |
| Notes : | | | | | | | | | | | | |
| | ○ AM ○ PM | | | | | | | ○ Pre ○ Post ○ FBS | | | | |
| Notes : | | | | | | | | | | | | |
| | ○ AM ○ PM | | | | | | | ○ Pre ○ Post ○ FBS | | | | |
| Notes : | | | | | | | | | | | | |

▶ .......................................................................................................

**Month:** ............................

**Year :** ............................

| Date | Time | SYS | DIA | Blood Pressure | Heart Rate | Respiratory Rate | Oxygen Level | Blood Sugar (Pre/Post Meal or Fasting) | °C | °F | Temperature | Weight | Notes |
|------|------|-----|-----|----------------|------------|------------------|--------------|------|-----|-----|-----|-----|-----|
| | ○ AM ○ PM | | | | | | | ○ Pre ○ Post ○ FBS | | | | | |
| Notes : | | | | | | | | | | | | | |
| | ○ AM ○ PM | | | | | | | ○ Pre ○ Post ○ FBS | | | | | |
| Notes : | | | | | | | | | | | | | |
| | ○ AM ○ PM | | | | | | | ○ Pre ○ Post ○ FBS | | | | | |
| Notes : | | | | | | | | | | | | | |
| | ○ AM ○ PM | | | | | | | ○ Pre ○ Post ○ FBS | | | | | |
| Notes : | | | | | | | | | | | | | |
| | ○ AM ○ PM | | | | | | | ○ Pre ○ Post ○ FBS | | | | | |
| Notes : | | | | | | | | | | | | | |
| | ○ AM ○ PM | | | | | | | ○ Pre ○ Post ○ FBS | | | | | |
| Notes : | | | | | | | | | | | | | |
| | ○ AM ○ PM | | | | | | | ○ Pre ○ Post ○ FBS | | | | | |
| Notes : | | | | | | | | | | | | | |
| | ○ AM ○ PM | | | | | | | ○ Pre ○ Post ○ FBS | | | | | |
| Notes : | | | | | | | | | | | | | |
| | ○ AM ○ PM | | | | | | | ○ Pre ○ Post ○ FBS | | | | | |
| Notes : | | | | | | | | | | | | | |
| | ○ AM ○ PM | | | | | | | ○ Pre ○ Post ○ FBS | | | | | |
| Notes : | | | | | | | | | | | | | |
| | ○ AM ○ PM | | | | | | | ○ Pre ○ Post ○ FBS | | | | | |
| Notes : | | | | | | | | | | | | | |
| | ○ AM ○ PM | | | | | | | ○ Pre ○ Post ○ FBS | | | | | |
| Notes : | | | | | | | | | | | | | |
| | ○ AM ○ PM | | | | | | | ○ Pre ○ Post ○ FBS | | | | | |
| Notes : | | | | | | | | | | | | | |
| | ○ AM ○ PM | | | | | | | ○ Pre ○ Post ○ FBS | | | | | |
| Notes : | | | | | | | | | | | | | |

▶
..............................................................................................................................................

**Month:** ...............................

**Year :** ...............................

| Date | Time | SYS | DIA (Blood Pressure) | Heart Rate | Respiratory Rate | Oxygen Level | Blood Sugar (Pre/Post Meal or Fasting) | °C | °F (Temperature) | Weight | Notes |
|------|------|-----|-----|------|------|------|------|------|------|------|------|
| | ○ AM ○ PM | | | | | | ○ Pre ○ Post ○ FBS | | | | |
| Notes : | | | | | | | | | | | |
| | ○ AM ○ PM | | | | | | ○ Pre ○ Post ○ FBS | | | | |
| Notes : | | | | | | | | | | | |
| | ○ AM ○ PM | | | | | | ○ Pre ○ Post ○ FBS | | | | |
| Notes : | | | | | | | | | | | |
| | ○ AM ○ PM | | | | | | ○ Pre ○ Post ○ FBS | | | | |
| Notes : | | | | | | | | | | | |
| | ○ AM ○ PM | | | | | | ○ Pre ○ Post ○ FBS | | | | |
| Notes : | | | | | | | | | | | |
| | ○ AM ○ PM | | | | | | ○ Pre ○ Post ○ FBS | | | | |
| Notes : | | | | | | | | | | | |
| | ○ AM ○ PM | | | | | | ○ Pre ○ Post ○ FBS | | | | |
| Notes : | | | | | | | | | | | |
| | ○ AM ○ PM | | | | | | ○ Pre ○ Post ○ FBS | | | | |
| Notes : | | | | | | | | | | | |
| | ○ AM ○ PM | | | | | | ○ Pre ○ Post ○ FBS | | | | |
| Notes : | | | | | | | | | | | |
| | ○ AM ○ PM | | | | | | ○ Pre ○ Post ○ FBS | | | | |
| Notes : | | | | | | | | | | | |
| | ○ AM ○ PM | | | | | | ○ Pre ○ Post ○ FBS | | | | |
| Notes : | | | | | | | | | | | |
| | ○ AM ○ PM | | | | | | ○ Pre ○ Post ○ FBS | | | | |
| Notes : | | | | | | | | | | | |
| | ○ AM ○ PM | | | | | | ○ Pre ○ Post ○ FBS | | | | |
| Notes : | | | | | | | | | | | |
| | ○ AM ○ PM | | | | | | ○ Pre ○ Post ○ FBS | | | | |
| Notes : | | | | | | | | | | | |

► .......................................................

**Month:** ...............................

**Year :** ...............................

| Date | Time | SYS | Blood Pressure DIA | Heart Rate | Respiratory Rate | Oxygen Level | Blood Sugar (Pre/Post Meal or Fasting) | Temperature °C | °F | Weight | Notes |
|---|---|---|---|---|---|---|---|---|---|---|---|
| | ○AM ○PM | | | | | | ○Pre ○Post ○FBS | | | | |
| Notes : | | | | | | | | | | | |
| | ○AM ○PM | | | | | | ○Pre ○Post ○FBS | | | | |
| Notes : | | | | | | | | | | | |
| | ○AM ○PM | | | | | | ○Pre ○Post ○FBS | | | | |
| Notes : | | | | | | | | | | | |
| | ○AM ○PM | | | | | | ○Pre ○Post ○FBS | | | | |
| Notes : | | | | | | | | | | | |
| | ○AM ○PM | | | | | | ○Pre ○Post ○FBS | | | | |
| Notes : | | | | | | | | | | | |
| | ○AM ○PM | | | | | | ○Pre ○Post ○FBS | | | | |
| Notes : | | | | | | | | | | | |
| | ○AM ○PM | | | | | | ○Pre ○Post ○FBS | | | | |
| Notes : | | | | | | | | | | | |
| | ○AM ○PM | | | | | | ○Pre ○Post ○FBS | | | | |
| Notes : | | | | | | | | | | | |
| | ○AM ○PM | | | | | | ○Pre ○Post ○FBS | | | | |
| Notes : | | | | | | | | | | | |
| | ○AM ○PM | | | | | | ○Pre ○Post ○FBS | | | | |
| Notes : | | | | | | | | | | | |
| | ○AM ○PM | | | | | | ○Pre ○Post ○FBS | | | | |
| Notes : | | | | | | | | | | | |
| | ○AM ○PM | | | | | | ○Pre ○Post ○FBS | | | | |
| Notes : | | | | | | | | | | | |
| | ○AM ○PM | | | | | | ○Pre ○Post ○FBS | | | | |
| Notes : | | | | | | | | | | | |
| | ○AM ○PM | | | | | | ○Pre ○Post ○FBS | | | | |
| Notes : | | | | | | | | | | | |

▶

**Month:** .........................

**Year  :** .........................

| Date | Time | SYS | Blood Pressure DIA | Heart Rate | Respiratory Rate | Oxygen Level | Blood Sugar (Pre/Post Meal or Fasting) | Temperature °C | °F | Weight | Notes |
|------|------|-----|-----|-----|-----|-----|-----|-----|-----|-----|-----|
| | ○ AM  ○ PM | | | | | | ○ Pre  ○ Post  ○ FBS | | | | |
| Notes : | | | | | | | | | | | |
| | ○ AM  ○ PM | | | | | | ○ Pre  ○ Post  ○ FBS | | | | |
| Notes : | | | | | | | | | | | |
| | ○ AM  ○ PM | | | | | | ○ Pre  ○ Post  ○ FBS | | | | |
| Notes : | | | | | | | | | | | |
| | ○ AM  ○ PM | | | | | | ○ Pre  ○ Post  ○ FBS | | | | |
| Notes : | | | | | | | | | | | |
| | ○ AM  ○ PM | | | | | | ○ Pre  ○ Post  ○ FBS | | | | |
| Notes : | | | | | | | | | | | |
| | ○ AM  ○ PM | | | | | | ○ Pre  ○ Post  ○ FBS | | | | |
| Notes : | | | | | | | | | | | |
| | ○ AM  ○ PM | | | | | | ○ Pre  ○ Post  ○ FBS | | | | |
| Notes : | | | | | | | | | | | |
| | ○ AM  ○ PM | | | | | | ○ Pre  ○ Post  ○ FBS | | | | |
| Notes : | | | | | | | | | | | |
| | ○ AM  ○ PM | | | | | | ○ Pre  ○ Post  ○ FBS | | | | |
| Notes : | | | | | | | | | | | |
| | ○ AM  ○ PM | | | | | | ○ Pre  ○ Post  ○ FBS | | | | |
| Notes : | | | | | | | | | | | |
| | ○ AM  ○ PM | | | | | | ○ Pre  ○ Post  ○ FBS | | | | |
| Notes : | | | | | | | | | | | |
| | ○ AM  ○ PM | | | | | | ○ Pre  ○ Post  ○ FBS | | | | |
| Notes : | | | | | | | | | | | |
| | ○ AM  ○ PM | | | | | | ○ Pre  ○ Post  ○ FBS | | | | |
| Notes : | | | | | | | | | | | |
| | ○ AM  ○ PM | | | | | | ○ Pre  ○ Post  ○ FBS | | | | |
| Notes : | | | | | | | | | | | |

▶
..................................................................................................................

**Month:** ...............................

**Year   :** ...............................

| Date | Time | Blood Pressure | | Heart Rate | Respiratory Rate | Oxygen Level | Blood Sugar (Pre/Post Meal or Fasting) | Temperature | | Weight | Notes |
|------|------|------|------|------|------|------|------|------|------|------|------|
| | | SYS | DIA | | | | | °C | °F | | |
| | ○ AM ○ PM | | | | | | ○ Pre ○ Post ○ FBS | | | | |
| Notes : | | | | | | | | | | | |
| | ○ AM ○ PM | | | | | | ○ Pre ○ Post ○ FBS | | | | |
| Notes : | | | | | | | | | | | |
| | ○ AM ○ PM | | | | | | ○ Pre ○ Post ○ FBS | | | | |
| Notes : | | | | | | | | | | | |
| | ○ AM ○ PM | | | | | | ○ Pre ○ Post ○ FBS | | | | |
| Notes : | | | | | | | | | | | |
| | ○ AM ○ PM | | | | | | ○ Pre ○ Post ○ FBS | | | | |
| Notes : | | | | | | | | | | | |
| | ○ AM ○ PM | | | | | | ○ Pre ○ Post ○ FBS | | | | |
| Notes : | | | | | | | | | | | |
| | ○ AM ○ PM | | | | | | ○ Pre ○ Post ○ FBS | | | | |
| Notes : | | | | | | | | | | | |
| | ○ AM ○ PM | | | | | | ○ Pre ○ Post ○ FBS | | | | |
| Notes : | | | | | | | | | | | |
| | ○ AM ○ PM | | | | | | ○ Pre ○ Post ○ FBS | | | | |
| Notes : | | | | | | | | | | | |
| | ○ AM ○ PM | | | | | | ○ Pre ○ Post ○ FBS | | | | |
| Notes : | | | | | | | | | | | |
| | ○ AM ○ PM | | | | | | ○ Pre ○ Post ○ FBS | | | | |
| Notes : | | | | | | | | | | | |
| | ○ AM ○ PM | | | | | | ○ Pre ○ Post ○ FBS | | | | |
| Notes : | | | | | | | | | | | |
| | ○ AM ○ PM | | | | | | ○ Pre ○ Post ○ FBS | | | | |
| Notes : | | | | | | | | | | | |
| | ○ AM ○ PM | | | | | | ○ Pre ○ Post ○ FBS | | | | |
| Notes : | | | | | | | | | | | |

▶

**Month:** ............................

**Year :** ............................

| Date | Time | Blood Pressure SYS | Blood Pressure DIA | Heart Rate | Respiratory Rate | Oxygen Level | Blood Sugar (Pre/Post Meal or Fasting) | Temperature °C | Temperature °F | Weight | Notes |
|---|---|---|---|---|---|---|---|---|---|---|---|
| | ○ AM ○ PM | | | | | | ○ Pre ○ Post ○ FBS | | | | |
| Notes : | | | | | | | | | | | |
| | ○ AM ○ PM | | | | | | ○ Pre ○ Post ○ FBS | | | | |
| Notes : | | | | | | | | | | | |
| | ○ AM ○ PM | | | | | | ○ Pre ○ Post ○ FBS | | | | |
| Notes : | | | | | | | | | | | |
| | ○ AM ○ PM | | | | | | ○ Pre ○ Post ○ FBS | | | | |
| Notes : | | | | | | | | | | | |
| | ○ AM ○ PM | | | | | | ○ Pre ○ Post ○ FBS | | | | |
| Notes : | | | | | | | | | | | |
| | ○ AM ○ PM | | | | | | ○ Pre ○ Post ○ FBS | | | | |
| Notes : | | | | | | | | | | | |
| | ○ AM ○ PM | | | | | | ○ Pre ○ Post ○ FBS | | | | |
| Notes : | | | | | | | | | | | |
| | ○ AM ○ PM | | | | | | ○ Pre ○ Post ○ FBS | | | | |
| Notes : | | | | | | | | | | | |
| | ○ AM ○ PM | | | | | | ○ Pre ○ Post ○ FBS | | | | |
| Notes : | | | | | | | | | | | |
| | ○ AM ○ PM | | | | | | ○ Pre ○ Post ○ FBS | | | | |
| Notes : | | | | | | | | | | | |
| | ○ AM ○ PM | | | | | | ○ Pre ○ Post ○ FBS | | | | |
| Notes : | | | | | | | | | | | |
| | ○ AM ○ PM | | | | | | ○ Pre ○ Post ○ FBS | | | | |
| Notes : | | | | | | | | | | | |
| | ○ AM ○ PM | | | | | | ○ Pre ○ Post ○ FBS | | | | |
| Notes : | | | | | | | | | | | |
| | ○ AM ○ PM | | | | | | ○ Pre ○ Post ○ FBS | | | | |
| Notes : | | | | | | | | | | | |

▶ ................................................................

**Month:** ...............................

**Year :** ...............................

| Date | Time | SYS | DIA | Blood Pressure | Heart Rate | Respiratory Rate | Oxygen Level | Blood Sugar (Pre/Post Meal or Fasting) | Temperature °C | °F | Weight | Notes |
|------|------|-----|-----|----------------|------------|------------------|--------------|----------------------------------------|----------------|-----|--------|-------|
|  | ○ AM ○ PM |  |  |  |  |  | ○ Pre ○ Post ○ FBS |  |  |  |  |  |
| Notes : | | | | | | | | | | | | |
|  | ○ AM ○ PM |  |  |  |  |  | ○ Pre ○ Post ○ FBS |  |  |  |  |  |
| Notes : | | | | | | | | | | | | |
|  | ○ AM ○ PM |  |  |  |  |  | ○ Pre ○ Post ○ FBS |  |  |  |  |  |
| Notes : | | | | | | | | | | | | |
|  | ○ AM ○ PM |  |  |  |  |  | ○ Pre ○ Post ○ FBS |  |  |  |  |  |
| Notes : | | | | | | | | | | | | |
|  | ○ AM ○ PM |  |  |  |  |  | ○ Pre ○ Post ○ FBS |  |  |  |  |  |
| Notes : | | | | | | | | | | | | |
|  | ○ AM ○ PM |  |  |  |  |  | ○ Pre ○ Post ○ FBS |  |  |  |  |  |
| Notes : | | | | | | | | | | | | |
|  | ○ AM ○ PM |  |  |  |  |  | ○ Pre ○ Post ○ FBS |  |  |  |  |  |
| Notes : | | | | | | | | | | | | |
|  | ○ AM ○ PM |  |  |  |  |  | ○ Pre ○ Post ○ FBS |  |  |  |  |  |
| Notes : | | | | | | | | | | | | |
|  | ○ AM ○ PM |  |  |  |  |  | ○ Pre ○ Post ○ FBS |  |  |  |  |  |
| Notes : | | | | | | | | | | | | |
|  | ○ AM ○ PM |  |  |  |  |  | ○ Pre ○ Post ○ FBS |  |  |  |  |  |
| Notes : | | | | | | | | | | | | |
|  | ○ AM ○ PM |  |  |  |  |  | ○ Pre ○ Post ○ FBS |  |  |  |  |  |
| Notes : | | | | | | | | | | | | |
|  | ○ AM ○ PM |  |  |  |  |  | ○ Pre ○ Post ○ FBS |  |  |  |  |  |
| Notes : | | | | | | | | | | | | |
|  | ○ AM ○ PM |  |  |  |  |  | ○ Pre ○ Post ○ FBS |  |  |  |  |  |
| Notes : | | | | | | | | | | | | |
|  | ○ AM ○ PM |  |  |  |  |  | ○ Pre ○ Post ○ FBS |  |  |  |  |  |
| Notes : | | | | | | | | | | | | |

► ...........................................................................

**Month:** ........................

**Year :** ........................

| Date | Time | Blood Pressure SYS | DIA | Heart Rate | Respiratory Rate | Oxygen Level | Blood Sugar (Pre/Post Meal or Fasting) | Temperature °C | °F | Weight | Notes |
|------|------|------|------|------|------|------|------|------|------|------|------|
| | ○AM ○PM | | | | | | ○Pre ○Post ○FBS | | | | |
| Notes : | | | | | | | | | | | |
| | ○AM ○PM | | | | | | ○Pre ○Post ○FBS | | | | |
| Notes : | | | | | | | | | | | |
| | ○AM ○PM | | | | | | ○Pre ○Post ○FBS | | | | |
| Notes : | | | | | | | | | | | |
| | ○AM ○PM | | | | | | ○Pre ○Post ○FBS | | | | |
| Notes : | | | | | | | | | | | |
| | ○AM ○PM | | | | | | ○Pre ○Post ○FBS | | | | |
| Notes : | | | | | | | | | | | |
| | ○AM ○PM | | | | | | ○Pre ○Post ○FBS | | | | |
| Notes : | | | | | | | | | | | |
| | ○AM ○PM | | | | | | ○Pre ○Post ○FBS | | | | |
| Notes : | | | | | | | | | | | |
| | ○AM ○PM | | | | | | ○Pre ○Post ○FBS | | | | |
| Notes : | | | | | | | | | | | |
| | ○AM ○PM | | | | | | ○Pre ○Post ○FBS | | | | |
| Notes : | | | | | | | | | | | |
| | ○AM ○PM | | | | | | ○Pre ○Post ○FBS | | | | |
| Notes : | | | | | | | | | | | |
| | ○AM ○PM | | | | | | ○Pre ○Post ○FBS | | | | |
| Notes : | | | | | | | | | | | |
| | ○AM ○PM | | | | | | ○Pre ○Post ○FBS | | | | |
| Notes : | | | | | | | | | | | |
| | ○AM ○PM | | | | | | ○Pre ○Post ○FBS | | | | |
| Notes : | | | | | | | | | | | |
| | ○AM ○PM | | | | | | ○Pre ○Post ○FBS | | | | |
| Notes : | | | | | | | | | | | |

▶

**Month:** ......................

**Year :** ......................

| Date | Time | SYS | Blood Pressure DIA | Heart Rate | Respiratory Rate | Oxygen Level | Blood Sugar (Pre/Post Meal or Fasting) | Temperature °C | °F | Weight | Notes |
|------|------|-----|-----|-----|-----|-----|-----|-----|-----|-----|-----|
| | ○AM ○PM | | | | | | ○Pre ○Post ○FBS | | | | |
| Notes : | | | | | | | | | | | |
| | ○AM ○PM | | | | | | ○Pre ○Post ○FBS | | | | |
| Notes : | | | | | | | | | | | |
| | ○AM ○PM | | | | | | ○Pre ○Post ○FBS | | | | |
| Notes : | | | | | | | | | | | |
| | ○AM ○PM | | | | | | ○Pre ○Post ○FBS | | | | |
| Notes : | | | | | | | | | | | |
| | ○AM ○PM | | | | | | ○Pre ○Post ○FBS | | | | |
| Notes : | | | | | | | | | | | |
| | ○AM ○PM | | | | | | ○Pre ○Post ○FBS | | | | |
| Notes : | | | | | | | | | | | |
| | ○AM ○PM | | | | | | ○Pre ○Post ○FBS | | | | |
| Notes : | | | | | | | | | | | |
| | ○AM ○PM | | | | | | ○Pre ○Post ○FBS | | | | |
| Notes : | | | | | | | | | | | |
| | ○AM ○PM | | | | | | ○Pre ○Post ○FBS | | | | |
| Notes : | | | | | | | | | | | |
| | ○AM ○PM | | | | | | ○Pre ○Post ○FBS | | | | |
| Notes : | | | | | | | | | | | |
| | ○AM ○PM | | | | | | ○Pre ○Post ○FBS | | | | |
| Notes : | | | | | | | | | | | |
| | ○AM ○PM | | | | | | ○Pre ○Post ○FBS | | | | |
| Notes : | | | | | | | | | | | |
| | ○AM ○PM | | | | | | ○Pre ○Post ○FBS | | | | |
| Notes : | | | | | | | | | | | |
| | ○AM ○PM | | | | | | ○Pre ○Post ○FBS | | | | |
| Notes : | | | | | | | | | | | |

► .............................................................................

**Month:** ..........................

**Year :** ..........................

| Date | Time | SYS | DIA | Blood Pressure | Heart Rate | Respiratory Rate | Oxygen Level | Blood Sugar (Pre/Post Meal or Fasting) | °C | °F | Temperature Weight | Notes |
|------|------|-----|-----|----------------|------------|------------------|--------------|----------------------------------------|-----|-----|---------------------|-------|
| | ○ AM ○ PM | | | | | | | ○ Pre ○ Post ○ FBS | | | | |
| Notes : | | | | | | | | | | | | |
| | ○ AM ○ PM | | | | | | | ○ Pre ○ Post ○ FBS | | | | |
| Notes : | | | | | | | | | | | | |
| | ○ AM ○ PM | | | | | | | ○ Pre ○ Post ○ FBS | | | | |
| Notes : | | | | | | | | | | | | |
| | ○ AM ○ PM | | | | | | | ○ Pre ○ Post ○ FBS | | | | |
| Notes : | | | | | | | | | | | | |
| | ○ AM ○ PM | | | | | | | ○ Pre ○ Post ○ FBS | | | | |
| Notes : | | | | | | | | | | | | |
| | ○ AM ○ PM | | | | | | | ○ Pre ○ Post ○ FBS | | | | |
| Notes : | | | | | | | | | | | | |
| | ○ AM ○ PM | | | | | | | ○ Pre ○ Post ○ FBS | | | | |
| Notes : | | | | | | | | | | | | |
| | ○ AM ○ PM | | | | | | | ○ Pre ○ Post ○ FBS | | | | |
| Notes : | | | | | | | | | | | | |
| | ○ AM ○ PM | | | | | | | ○ Pre ○ Post ○ FBS | | | | |
| Notes : | | | | | | | | | | | | |
| | ○ AM ○ PM | | | | | | | ○ Pre ○ Post ○ FBS | | | | |
| Notes : | | | | | | | | | | | | |
| | ○ AM ○ PM | | | | | | | ○ Pre ○ Post ○ FBS | | | | |
| Notes : | | | | | | | | | | | | |
| | ○ AM ○ PM | | | | | | | ○ Pre ○ Post ○ FBS | | | | |
| Notes : | | | | | | | | | | | | |
| | ○ AM ○ PM | | | | | | | ○ Pre ○ Post ○ FBS | | | | |
| Notes : | | | | | | | | | | | | |
| | ○ AM ○ PM | | | | | | | ○ Pre ○ Post ○ FBS | | | | |
| Notes : | | | | | | | | | | | | |

▶ ...........................................................................................

**Month:** ................................

**Year :** ................................

| Date | Time | SYS | DIA | Blood Pressure | Heart Rate | Respiratory Rate | Oxygen Level | Blood Sugar (Pre/Post Meal or Fasting) | Temperature °C | °F | Weight | Notes |
|------|------|-----|-----|----------------|------------|------------------|--------------|----------------------------------------|----------------|----|--------|-------|
| | ○ AM ○ PM | | | | | | | ○ Pre ○ Post ○ FBS | | | | |
| Notes : | | | | | | | | | | | | |
| | ○ AM ○ PM | | | | | | | ○ Pre ○ Post ○ FBS | | | | |
| Notes : | | | | | | | | | | | | |
| | ○ AM ○ PM | | | | | | | ○ Pre ○ Post ○ FBS | | | | |
| Notes : | | | | | | | | | | | | |
| | ○ AM ○ PM | | | | | | | ○ Pre ○ Post ○ FBS | | | | |
| Notes : | | | | | | | | | | | | |
| | ○ AM ○ PM | | | | | | | ○ Pre ○ Post ○ FBS | | | | |
| Notes : | | | | | | | | | | | | |
| | ○ AM ○ PM | | | | | | | ○ Pre ○ Post ○ FBS | | | | |
| Notes : | | | | | | | | | | | | |
| | ○ AM ○ PM | | | | | | | ○ Pre ○ Post ○ FBS | | | | |
| Notes : | | | | | | | | | | | | |
| | ○ AM ○ PM | | | | | | | ○ Pre ○ Post ○ FBS | | | | |
| Notes : | | | | | | | | | | | | |
| | ○ AM ○ PM | | | | | | | ○ Pre ○ Post ○ FBS | | | | |
| Notes : | | | | | | | | | | | | |
| | ○ AM ○ PM | | | | | | | ○ Pre ○ Post ○ FBS | | | | |
| Notes : | | | | | | | | | | | | |
| | ○ AM ○ PM | | | | | | | ○ Pre ○ Post ○ FBS | | | | |
| Notes : | | | | | | | | | | | | |
| | ○ AM ○ PM | | | | | | | ○ Pre ○ Post ○ FBS | | | | |
| Notes : | | | | | | | | | | | | |
| | ○ AM ○ PM | | | | | | | ○ Pre ○ Post ○ FBS | | | | |
| Notes : | | | | | | | | | | | | |
| | ○ AM ○ PM | | | | | | | ○ Pre ○ Post ○ FBS | | | | |
| Notes : | | | | | | | | | | | | |

► ..................................................................................................

**Month:** ...........................

**Year :** ...........................

| Date | Time | Blood Pressure SYS | Blood Pressure DIA | Heart Rate | Respiratory Rate | Oxygen Level | Blood Sugar (Pre/Post Meal or Fasting) | Temperature °C | Temperature °F | Weight | Notes |
|---|---|---|---|---|---|---|---|---|---|---|---|
| | ○AM ○PM | | | | | | ○Pre ○Post ○FBS | | | | |
| Notes : | | | | | | | | | | | |
| | ○AM ○PM | | | | | | ○Pre ○Post ○FBS | | | | |
| Notes : | | | | | | | | | | | |
| | ○AM ○PM | | | | | | ○Pre ○Post ○FBS | | | | |
| Notes : | | | | | | | | | | | |
| | ○AM ○PM | | | | | | ○Pre ○Post ○FBS | | | | |
| Notes : | | | | | | | | | | | |
| | ○AM ○PM | | | | | | ○Pre ○Post ○FBS | | | | |
| Notes : | | | | | | | | | | | |
| | ○AM ○PM | | | | | | ○Pre ○Post ○FBS | | | | |
| Notes : | | | | | | | | | | | |
| | ○AM ○PM | | | | | | ○Pre ○Post ○FBS | | | | |
| Notes : | | | | | | | | | | | |
| | ○AM ○PM | | | | | | ○Pre ○Post ○FBS | | | | |
| Notes : | | | | | | | | | | | |
| | ○AM ○PM | | | | | | ○Pre ○Post ○FBS | | | | |
| Notes : | | | | | | | | | | | |
| | ○AM ○PM | | | | | | ○Pre ○Post ○FBS | | | | |
| Notes : | | | | | | | | | | | |
| | ○AM ○PM | | | | | | ○Pre ○Post ○FBS | | | | |
| Notes : | | | | | | | | | | | |
| | ○AM ○PM | | | | | | ○Pre ○Post ○FBS | | | | |
| Notes : | | | | | | | | | | | |
| | ○AM ○PM | | | | | | ○Pre ○Post ○FBS | | | | |
| Notes : | | | | | | | | | | | |
| | ○AM ○PM | | | | | | ○Pre ○Post ○FBS | | | | |
| Notes : | | | | | | | | | | | |

▶
..............................................................................................................

**Month:** ........................

**Year :** ........................

| Date | Time | SYS | Blood Pressure DIA | Heart Rate | Respiratory Rate | Oxygen Level | Blood Sugar (Pre/Post Meal or Fasting) | Temperature °C | °F | Weight | Notes |
|------|------|-----|-----|-----|-----|-----|-----|-----|-----|-----|-------|
| | ○ AM ○ PM | | | | | | ○ Pre ○ Post ○ FBS | | | | |
| Notes : | | | | | | | | | | | |
| | ○ AM ○ PM | | | | | | ○ Pre ○ Post ○ FBS | | | | |
| Notes : | | | | | | | | | | | |
| | ○ AM ○ PM | | | | | | ○ Pre ○ Post ○ FBS | | | | |
| Notes : | | | | | | | | | | | |
| | ○ AM ○ PM | | | | | | ○ Pre ○ Post ○ FBS | | | | |
| Notes : | | | | | | | | | | | |
| | ○ AM ○ PM | | | | | | ○ Pre ○ Post ○ FBS | | | | |
| Notes : | | | | | | | | | | | |
| | ○ AM ○ PM | | | | | | ○ Pre ○ Post ○ FBS | | | | |
| Notes : | | | | | | | | | | | |
| | ○ AM ○ PM | | | | | | ○ Pre ○ Post ○ FBS | | | | |
| Notes : | | | | | | | | | | | |
| | ○ AM ○ PM | | | | | | ○ Pre ○ Post ○ FBS | | | | |
| Notes : | | | | | | | | | | | |
| | ○ AM ○ PM | | | | | | ○ Pre ○ Post ○ FBS | | | | |
| Notes : | | | | | | | | | | | |
| | ○ AM ○ PM | | | | | | ○ Pre ○ Post ○ FBS | | | | |
| Notes : | | | | | | | | | | | |
| | ○ AM ○ PM | | | | | | ○ Pre ○ Post ○ FBS | | | | |
| Notes : | | | | | | | | | | | |
| | ○ AM ○ PM | | | | | | ○ Pre ○ Post ○ FBS | | | | |
| Notes : | | | | | | | | | | | |
| | ○ AM ○ PM | | | | | | ○ Pre ○ Post ○ FBS | | | | |
| Notes : | | | | | | | | | | | |
| | ○ AM ○ PM | | | | | | ○ Pre ○ Post ○ FBS | | | | |
| Notes : | | | | | | | | | | | |

**Month:** .............................

**Year :** .............................

| Date | Time | SYS | Blood Pressure DIA | Heart Rate | Respiratory Rate | Oxygen Level | Blood Sugar (Pre/Post Meal or Fasting) | Temperature °C | °F | Weight | Notes |
|------|------|-----|-----|-----|-----|-----|-----|-----|-----|-----|-----|
|  | ○ AM ○ PM |  |  |  |  |  | ○ Pre ○ Post ○ FBS |  |  |  |  |
| Notes : | | | | | | | | | | | |
|  | ○ AM ○ PM |  |  |  |  |  | ○ Pre ○ Post ○ FBS |  |  |  |  |
| Notes : | | | | | | | | | | | |
|  | ○ AM ○ PM |  |  |  |  |  | ○ Pre ○ Post ○ FBS |  |  |  |  |
| Notes : | | | | | | | | | | | |
|  | ○ AM ○ PM |  |  |  |  |  | ○ Pre ○ Post ○ FBS |  |  |  |  |
| Notes : | | | | | | | | | | | |
|  | ○ AM ○ PM |  |  |  |  |  | ○ Pre ○ Post ○ FBS |  |  |  |  |
| Notes : | | | | | | | | | | | |
|  | ○ AM ○ PM |  |  |  |  |  | ○ Pre ○ Post ○ FBS |  |  |  |  |
| Notes : | | | | | | | | | | | |
|  | ○ AM ○ PM |  |  |  |  |  | ○ Pre ○ Post ○ FBS |  |  |  |  |
| Notes : | | | | | | | | | | | |
|  | ○ AM ○ PM |  |  |  |  |  | ○ Pre ○ Post ○ FBS |  |  |  |  |
| Notes : | | | | | | | | | | | |
|  | ○ AM ○ PM |  |  |  |  |  | ○ Pre ○ Post ○ FBS |  |  |  |  |
| Notes : | | | | | | | | | | | |
|  | ○ AM ○ PM |  |  |  |  |  | ○ Pre ○ Post ○ FBS |  |  |  |  |
| Notes : | | | | | | | | | | | |
|  | ○ AM ○ PM |  |  |  |  |  | ○ Pre ○ Post ○ FBS |  |  |  |  |
| Notes : | | | | | | | | | | | |
|  | ○ AM ○ PM |  |  |  |  |  | ○ Pre ○ Post ○ FBS |  |  |  |  |
| Notes : | | | | | | | | | | | |
|  | ○ AM ○ PM |  |  |  |  |  | ○ Pre ○ Post ○ FBS |  |  |  |  |
| Notes : | | | | | | | | | | | |
|  | ○ AM ○ PM |  |  |  |  |  | ○ Pre ○ Post ○ FBS |  |  |  |  |
| Notes : | | | | | | | | | | | |

►

**Month:** .........................

**Year :** .....................

| Date | Time | SYS | DIA | Heart Rate | Respiratory Rate | Oxygen Level | Blood Sugar (Pre/Post Meal or Fasting) | °C | °F | Weight | Notes |
|---|---|---|---|---|---|---|---|---|---|---|---|
| | ○ AM ○ PM | | | | | | ○ Pre ○ Post ○ FBS | | | | |
| Notes : | | | | | | | | | | | |
| | ○ AM ○ PM | | | | | | ○ Pre ○ Post ○ FBS | | | | |
| Notes : | | | | | | | | | | | |
| | ○ AM ○ PM | | | | | | ○ Pre ○ Post ○ FBS | | | | |
| Notes : | | | | | | | | | | | |
| | ○ AM ○ PM | | | | | | ○ Pre ○ Post ○ FBS | | | | |
| Notes : | | | | | | | | | | | |
| | ○ AM ○ PM | | | | | | ○ Pre ○ Post ○ FBS | | | | |
| Notes : | | | | | | | | | | | |
| | ○ AM ○ PM | | | | | | ○ Pre ○ Post ○ FBS | | | | |
| Notes : | | | | | | | | | | | |
| | ○ AM ○ PM | | | | | | ○ Pre ○ Post ○ FBS | | | | |
| Notes : | | | | | | | | | | | |
| | ○ AM ○ PM | | | | | | ○ Pre ○ Post ○ FBS | | | | |
| Notes : | | | | | | | | | | | |
| | ○ AM ○ PM | | | | | | ○ Pre ○ Post ○ FBS | | | | |
| Notes : | | | | | | | | | | | |
| | ○ AM ○ PM | | | | | | ○ Pre ○ Post ○ FBS | | | | |
| Notes : | | | | | | | | | | | |
| | ○ AM ○ PM | | | | | | ○ Pre ○ Post ○ FBS | | | | |
| Notes : | | | | | | | | | | | |
| | ○ AM ○ PM | | | | | | ○ Pre ○ Post ○ FBS | | | | |
| Notes : | | | | | | | | | | | |
| | ○ AM ○ PM | | | | | | ○ Pre ○ Post ○ FBS | | | | |
| Notes : | | | | | | | | | | | |
| | ○ AM ○ PM | | | | | | ○ Pre ○ Post ○ FBS | | | | |
| Notes : | | | | | | | | | | | |

▶ ..............................................................................................................

**Month:** .............................

**Year :** .......................

| Date | Time | SYS | DIA | Blood Pressure | Heart Rate | Respiratory Rate | Oxygen Level | Blood Sugar (Pre/Post Meal or Fasting) | Temperature °C | °F | Weight | Notes |
|------|------|-----|-----|----------------|------------|------------------|--------------|----------------------------------------|----------------|-----|--------|-------|
| | ○AM ○PM | | | | | | | ○Pre ○Post ○FBS | | | | |
| Notes : | | | | | | | | | | | | |
| | ○AM ○PM | | | | | | | ○Pre ○Post ○FBS | | | | |
| Notes : | | | | | | | | | | | | |
| | ○AM ○PM | | | | | | | ○Pre ○Post ○FBS | | | | |
| Notes : | | | | | | | | | | | | |
| | ○AM ○PM | | | | | | | ○Pre ○Post ○FBS | | | | |
| Notes : | | | | | | | | | | | | |
| | ○AM ○PM | | | | | | | ○Pre ○Post ○FBS | | | | |
| Notes : | | | | | | | | | | | | |
| | ○AM ○PM | | | | | | | ○Pre ○Post ○FBS | | | | |
| Notes : | | | | | | | | | | | | |
| | ○AM ○PM | | | | | | | ○Pre ○Post ○FBS | | | | |
| Notes : | | | | | | | | | | | | |
| | ○AM ○PM | | | | | | | ○Pre ○Post ○FBS | | | | |
| Notes : | | | | | | | | | | | | |
| | ○AM ○PM | | | | | | | ○Pre ○Post ○FBS | | | | |
| Notes : | | | | | | | | | | | | |
| | ○AM ○PM | | | | | | | ○Pre ○Post ○FBS | | | | |
| Notes : | | | | | | | | | | | | |
| | ○AM ○PM | | | | | | | ○Pre ○Post ○FBS | | | | |
| Notes : | | | | | | | | | | | | |
| | ○AM ○PM | | | | | | | ○Pre ○Post ○FBS | | | | |
| Notes : | | | | | | | | | | | | |
| | ○AM ○PM | | | | | | | ○Pre ○Post ○FBS | | | | |
| Notes : | | | | | | | | | | | | |
| | ○AM ○PM | | | | | | | ○Pre ○Post ○FBS | | | | |
| Notes : | | | | | | | | | | | | |

► ............................................................................................

**Month:** ...........................

**Year :** ...........................

| Date | Time | SYS | DIA | Blood Pressure | Heart Rate | Respiratory Rate | Oxygen Level | Blood Sugar (Pre/Post Meal or Fasting) | °C | °F | Temperature / Weight | Notes |
|------|------|-----|-----|----------------|-----------|------------------|--------------|------------------------------------------|----|----|----------------------|-------|
|  | ○ AM ○ PM |  |  |  |  |  | ○ Pre ○ Post ○ FBS |  |  |  |  |  |
| Notes : |  |  |  |  |  |  |  |  |  |  |  |  |
|  | ○ AM ○ PM |  |  |  |  |  | ○ Pre ○ Post ○ FBS |  |  |  |  |  |
| Notes : |  |  |  |  |  |  |  |  |  |  |  |  |
|  | ○ AM ○ PM |  |  |  |  |  | ○ Pre ○ Post ○ FBS |  |  |  |  |  |
| Notes : |  |  |  |  |  |  |  |  |  |  |  |  |
|  | ○ AM ○ PM |  |  |  |  |  | ○ Pre ○ Post ○ FBS |  |  |  |  |  |
| Notes : |  |  |  |  |  |  |  |  |  |  |  |  |
|  | ○ AM ○ PM |  |  |  |  |  | ○ Pre ○ Post ○ FBS |  |  |  |  |  |
| Notes : |  |  |  |  |  |  |  |  |  |  |  |  |
|  | ○ AM ○ PM |  |  |  |  |  | ○ Pre ○ Post ○ FBS |  |  |  |  |  |
| Notes : |  |  |  |  |  |  |  |  |  |  |  |  |
|  | ○ AM ○ PM |  |  |  |  |  | ○ Pre ○ Post ○ FBS |  |  |  |  |  |
| Notes : |  |  |  |  |  |  |  |  |  |  |  |  |
|  | ○ AM ○ PM |  |  |  |  |  | ○ Pre ○ Post ○ FBS |  |  |  |  |  |
| Notes : |  |  |  |  |  |  |  |  |  |  |  |  |
|  | ○ AM ○ PM |  |  |  |  |  | ○ Pre ○ Post ○ FBS |  |  |  |  |  |
| Notes : |  |  |  |  |  |  |  |  |  |  |  |  |
|  | ○ AM ○ PM |  |  |  |  |  | ○ Pre ○ Post ○ FBS |  |  |  |  |  |
| Notes : |  |  |  |  |  |  |  |  |  |  |  |  |
|  | ○ AM ○ PM |  |  |  |  |  | ○ Pre ○ Post ○ FBS |  |  |  |  |  |
| Notes : |  |  |  |  |  |  |  |  |  |  |  |  |
|  | ○ AM ○ PM |  |  |  |  |  | ○ Pre ○ Post ○ FBS |  |  |  |  |  |
| Notes : |  |  |  |  |  |  |  |  |  |  |  |  |
|  | ○ AM ○ PM |  |  |  |  |  | ○ Pre ○ Post ○ FBS |  |  |  |  |  |
| Notes : |  |  |  |  |  |  |  |  |  |  |  |  |
|  | ○ AM ○ PM |  |  |  |  |  | ○ Pre ○ Post ○ FBS |  |  |  |  |  |
| Notes : |  |  |  |  |  |  |  |  |  |  |  |  |

► ............................................................

**Month:** ..........................

**Year :** ..........................

| Date | Time | SYS | DIA | Blood Pressure | Heart Rate | Respiratory Rate | Oxygen Level | Blood Sugar (Pre/Post Meal or Fasting) | °C | °F | Weight | Notes |
|---|---|---|---|---|---|---|---|---|---|---|---|---|
| | ○ AM ○ PM | | | | | | | ○ Pre ○ Post ○ FBS | | | | |
| Notes : | | | | | | | | | | | | |
| | ○ AM ○ PM | | | | | | | ○ Pre ○ Post ○ FBS | | | | |
| Notes : | | | | | | | | | | | | |
| | ○ AM ○ PM | | | | | | | ○ Pre ○ Post ○ FBS | | | | |
| Notes : | | | | | | | | | | | | |
| | ○ AM ○ PM | | | | | | | ○ Pre ○ Post ○ FBS | | | | |
| Notes : | | | | | | | | | | | | |
| | ○ AM ○ PM | | | | | | | ○ Pre ○ Post ○ FBS | | | | |
| Notes : | | | | | | | | | | | | |
| | ○ AM ○ PM | | | | | | | ○ Pre ○ Post ○ FBS | | | | |
| Notes : | | | | | | | | | | | | |
| | ○ AM ○ PM | | | | | | | ○ Pre ○ Post ○ FBS | | | | |
| Notes : | | | | | | | | | | | | |
| | ○ AM ○ PM | | | | | | | ○ Pre ○ Post ○ FBS | | | | |
| Notes : | | | | | | | | | | | | |
| | ○ AM ○ PM | | | | | | | ○ Pre ○ Post ○ FBS | | | | |
| Notes : | | | | | | | | | | | | |
| | ○ AM ○ PM | | | | | | | ○ Pre ○ Post ○ FBS | | | | |
| Notes : | | | | | | | | | | | | |
| | ○ AM ○ PM | | | | | | | ○ Pre ○ Post ○ FBS | | | | |
| Notes : | | | | | | | | | | | | |
| | ○ AM ○ PM | | | | | | | ○ Pre ○ Post ○ FBS | | | | |
| Notes : | | | | | | | | | | | | |
| | ○ AM ○ PM | | | | | | | ○ Pre ○ Post ○ FBS | | | | |
| Notes : | | | | | | | | | | | | |
| | ○ AM ○ PM | | | | | | | ○ Pre ○ Post ○ FBS | | | | |
| Notes : | | | | | | | | | | | | |

▶

**Month:** ................................

**Year :** ................................

| Date | Time | SYS | Blood Pressure DIA | Heart Rate | Respiratory Rate | Oxygen Level | Blood Sugar (Pre/Post Meal or Fasting) | Temperature °C | °F | Weight | Notes |
|------|------|-----|-----|-----|-----|-----|-----|-----|-----|-----|-----|
| | ○AM ○PM | | | | | | ○Pre ○Post ○FBS | | | | |
| Notes : | | | | | | | | | | | |
| | ○AM ○PM | | | | | | ○Pre ○Post ○FBS | | | | |
| Notes : | | | | | | | | | | | |
| | ○AM ○PM | | | | | | ○Pre ○Post ○FBS | | | | |
| Notes : | | | | | | | | | | | |
| | ○AM ○PM | | | | | | ○Pre ○Post ○FBS | | | | |
| Notes : | | | | | | | | | | | |
| | ○AM ○PM | | | | | | ○Pre ○Post ○FBS | | | | |
| Notes : | | | | | | | | | | | |
| | ○AM ○PM | | | | | | ○Pre ○Post ○FBS | | | | |
| Notes : | | | | | | | | | | | |
| | ○AM ○PM | | | | | | ○Pre ○Post ○FBS | | | | |
| Notes : | | | | | | | | | | | |
| | ○AM ○PM | | | | | | ○Pre ○Post ○FBS | | | | |
| Notes : | | | | | | | | | | | |
| | ○AM ○PM | | | | | | ○Pre ○Post ○FBS | | | | |
| Notes : | | | | | | | | | | | |
| | ○AM ○PM | | | | | | ○Pre ○Post ○FBS | | | | |
| Notes : | | | | | | | | | | | |
| | ○AM ○PM | | | | | | ○Pre ○Post ○FBS | | | | |
| Notes : | | | | | | | | | | | |
| | ○AM ○PM | | | | | | ○Pre ○Post ○FBS | | | | |
| Notes : | | | | | | | | | | | |
| | ○AM ○PM | | | | | | ○Pre ○Post ○FBS | | | | |
| Notes : | | | | | | | | | | | |
| | ○AM ○PM | | | | | | ○Pre ○Post ○FBS | | | | |
| Notes : | | | | | | | | | | | |

► ..................................................................................................................

**Month:** ..........................

**Year :** ....................

| Date | Time | SYS | Blood Pressure DIA | Heart Rate | Respiratory Rate | Oxygen Level | Blood Sugar (Pre/Post Meal or Fasting) | Temperature °C | °F | Weight | Notes |
|------|------|-----|-----|-----|-----|-----|-----|-----|-----|-----|-------|
| | ○ AM ○ PM | | | | | | ○ Pre ○ Post ○ FBS | | | | |
| Notes : | | | | | | | | | | | |
| | ○ AM ○ PM | | | | | | ○ Pre ○ Post ○ FBS | | | | |
| Notes : | | | | | | | | | | | |
| | ○ AM ○ PM | | | | | | ○ Pre ○ Post ○ FBS | | | | |
| Notes : | | | | | | | | | | | |
| | ○ AM ○ PM | | | | | | ○ Pre ○ Post ○ FBS | | | | |
| Notes : | | | | | | | | | | | |
| | ○ AM ○ PM | | | | | | ○ Pre ○ Post ○ FBS | | | | |
| Notes : | | | | | | | | | | | |
| | ○ AM ○ PM | | | | | | ○ Pre ○ Post ○ FBS | | | | |
| Notes : | | | | | | | | | | | |
| | ○ AM ○ PM | | | | | | ○ Pre ○ Post ○ FBS | | | | |
| Notes : | | | | | | | | | | | |
| | ○ AM ○ PM | | | | | | ○ Pre ○ Post ○ FBS | | | | |
| Notes : | | | | | | | | | | | |
| | ○ AM ○ PM | | | | | | ○ Pre ○ Post ○ FBS | | | | |
| Notes : | | | | | | | | | | | |
| | ○ AM ○ PM | | | | | | ○ Pre ○ Post ○ FBS | | | | |
| Notes : | | | | | | | | | | | |
| | ○ AM ○ PM | | | | | | ○ Pre ○ Post ○ FBS | | | | |
| Notes : | | | | | | | | | | | |
| | ○ AM ○ PM | | | | | | ○ Pre ○ Post ○ FBS | | | | |
| Notes : | | | | | | | | | | | |
| | ○ AM ○ PM | | | | | | ○ Pre ○ Post ○ FBS | | | | |
| Notes : | | | | | | | | | | | |
| | ○ AM ○ PM | | | | | | ○ Pre ○ Post ○ FBS | | | | |
| Notes : | | | | | | | | | | | |

►

**Month:** ........................

**Year :** ........................

| Date | Time | SYS | DIA (Blood Pressure) | Heart Rate | Respiratory Rate | Oxygen Level | Blood Sugar (Pre/Post Meal or Fasting) | °C | °F (Temperature) | Weight | Notes |
|------|------|-----|-----|-----|-----|-----|-----|-----|-----|-----|-----|
| | ○ AM ○ PM | | | | | | ○ Pre ○ Post ○ FBS | | | | |
| Notes : | | | | | | | | | | | |
| | ○ AM ○ PM | | | | | | ○ Pre ○ Post ○ FBS | | | | |
| Notes : | | | | | | | | | | | |
| | ○ AM ○ PM | | | | | | ○ Pre ○ Post ○ FBS | | | | |
| Notes : | | | | | | | | | | | |
| | ○ AM ○ PM | | | | | | ○ Pre ○ Post ○ FBS | | | | |
| Notes : | | | | | | | | | | | |
| | ○ AM ○ PM | | | | | | ○ Pre ○ Post ○ FBS | | | | |
| Notes : | | | | | | | | | | | |
| | ○ AM ○ PM | | | | | | ○ Pre ○ Post ○ FBS | | | | |
| Notes : | | | | | | | | | | | |
| | ○ AM ○ PM | | | | | | ○ Pre ○ Post ○ FBS | | | | |
| Notes : | | | | | | | | | | | |
| | ○ AM ○ PM | | | | | | ○ Pre ○ Post ○ FBS | | | | |
| Notes : | | | | | | | | | | | |
| | ○ AM ○ PM | | | | | | ○ Pre ○ Post ○ FBS | | | | |
| Notes : | | | | | | | | | | | |
| | ○ AM ○ PM | | | | | | ○ Pre ○ Post ○ FBS | | | | |
| Notes : | | | | | | | | | | | |
| | ○ AM ○ PM | | | | | | ○ Pre ○ Post ○ FBS | | | | |
| Notes : | | | | | | | | | | | |
| | ○ AM ○ PM | | | | | | ○ Pre ○ Post ○ FBS | | | | |
| Notes : | | | | | | | | | | | |
| | ○ AM ○ PM | | | | | | ○ Pre ○ Post ○ FBS | | | | |
| Notes : | | | | | | | | | | | |
| | ○ AM ○ PM | | | | | | ○ Pre ○ Post ○ FBS | | | | |
| Notes : | | | | | | | | | | | |

►
..............................................................................................................................

**Month:** ...........................

**Year :** ...........................

| Date | Time | SYS | Blood Pressure DIA | Heart Rate | Respiratory Rate | Oxygen Level | Blood Sugar (Pre/Post Meal or Fasting) | Temperature °C | °F | Weight | Notes |
|------|------|-----|-----|-----|-----|-----|-----|-----|-----|-----|-----|
| | ○ AM ○ PM | | | | | | ○ Pre ○ Post ○ FBS | | | | |
| Notes : | | | | | | | | | | | |
| | ○ AM ○ PM | | | | | | ○ Pre ○ Post ○ FBS | | | | |
| Notes : | | | | | | | | | | | |
| | ○ AM ○ PM | | | | | | ○ Pre ○ Post ○ FBS | | | | |
| Notes : | | | | | | | | | | | |
| | ○ AM ○ PM | | | | | | ○ Pre ○ Post ○ FBS | | | | |
| Notes : | | | | | | | | | | | |
| | ○ AM ○ PM | | | | | | ○ Pre ○ Post ○ FBS | | | | |
| Notes : | | | | | | | | | | | |
| | ○ AM ○ PM | | | | | | ○ Pre ○ Post ○ FBS | | | | |
| Notes : | | | | | | | | | | | |
| | ○ AM ○ PM | | | | | | ○ Pre ○ Post ○ FBS | | | | |
| Notes : | | | | | | | | | | | |
| | ○ AM ○ PM | | | | | | ○ Pre ○ Post ○ FBS | | | | |
| Notes : | | | | | | | | | | | |
| | ○ AM ○ PM | | | | | | ○ Pre ○ Post ○ FBS | | | | |
| Notes : | | | | | | | | | | | |
| | ○ AM ○ PM | | | | | | ○ Pre ○ Post ○ FBS | | | | |
| Notes : | | | | | | | | | | | |
| | ○ AM ○ PM | | | | | | ○ Pre ○ Post ○ FBS | | | | |
| Notes : | | | | | | | | | | | |
| | ○ AM ○ PM | | | | | | ○ Pre ○ Post ○ FBS | | | | |
| Notes : | | | | | | | | | | | |
| | ○ AM ○ PM | | | | | | ○ Pre ○ Post ○ FBS | | | | |
| Notes : | | | | | | | | | | | |
| | ○ AM ○ PM | | | | | | ○ Pre ○ Post ○ FBS | | | | |
| Notes : | | | | | | | | | | | |

► ............................................................................................

**Month:** ...........................

**Year :** ...........................

| Date | Time | SYS | DIA | Blood Pressure | Heart Rate | Respiratory Rate | Oxygen Level | Blood Sugar (Pre/Post Meal or Fasting) | °C | °F | Temperature | Weight | Notes |
|------|------|-----|-----|----------------|------------|------------------|--------------|----------------------------------------|-----|-----|-------------|--------|-------|
|  | ○ AM ○ PM |  |  |  |  |  | ○ Pre ○ Post ○ FBS |  |  |  |  |  |  |
| Notes : | | | | | | | | | | | | | |
|  | ○ AM ○ PM |  |  |  |  |  | ○ Pre ○ Post ○ FBS |  |  |  |  |  |  |
| Notes : | | | | | | | | | | | | | |
|  | ○ AM ○ PM |  |  |  |  |  | ○ Pre ○ Post ○ FBS |  |  |  |  |  |  |
| Notes : | | | | | | | | | | | | | |
|  | ○ AM ○ PM |  |  |  |  |  | ○ Pre ○ Post ○ FBS |  |  |  |  |  |  |
| Notes : | | | | | | | | | | | | | |
|  | ○ AM ○ PM |  |  |  |  |  | ○ Pre ○ Post ○ FBS |  |  |  |  |  |  |
| Notes : | | | | | | | | | | | | | |
|  | ○ AM ○ PM |  |  |  |  |  | ○ Pre ○ Post ○ FBS |  |  |  |  |  |  |
| Notes : | | | | | | | | | | | | | |
|  | ○ AM ○ PM |  |  |  |  |  | ○ Pre ○ Post ○ FBS |  |  |  |  |  |  |
| Notes : | | | | | | | | | | | | | |
|  | ○ AM ○ PM |  |  |  |  |  | ○ Pre ○ Post ○ FBS |  |  |  |  |  |  |
| Notes : | | | | | | | | | | | | | |
|  | ○ AM ○ PM |  |  |  |  |  | ○ Pre ○ Post ○ FBS |  |  |  |  |  |  |
| Notes : | | | | | | | | | | | | | |
|  | ○ AM ○ PM |  |  |  |  |  | ○ Pre ○ Post ○ FBS |  |  |  |  |  |  |
| Notes : | | | | | | | | | | | | | |
|  | ○ AM ○ PM |  |  |  |  |  | ○ Pre ○ Post ○ FBS |  |  |  |  |  |  |
| Notes : | | | | | | | | | | | | | |
|  | ○ AM ○ PM |  |  |  |  |  | ○ Pre ○ Post ○ FBS |  |  |  |  |  |  |
| Notes : | | | | | | | | | | | | | |
|  | ○ AM ○ PM |  |  |  |  |  | ○ Pre ○ Post ○ FBS |  |  |  |  |  |  |
| Notes : | | | | | | | | | | | | | |
|  | ○ AM ○ PM |  |  |  |  |  | ○ Pre ○ Post ○ FBS |  |  |  |  |  |  |
| Notes : | | | | | | | | | | | | | |

►

Month:

Year :

| Date | Time | SYS | Blood Pressure DIA | Heart Rate | Respiratory Rate | Oxygen Level | Blood Sugar (Pre/Post Meal or Fasting) | Temperature °C | °F | Weight | Notes |
|------|------|-----|-----|-----|-----|-----|-----|-----|-----|-----|-----|
|  | ○ AM ○ PM |  | | | | | ○ Pre ○ Post ○ FBS | | | | |
| Notes : | | | | | | | | | | | |
|  | ○ AM ○ PM |  | | | | | ○ Pre ○ Post ○ FBS | | | | |
| Notes : | | | | | | | | | | | |
|  | ○ AM ○ PM |  | | | | | ○ Pre ○ Post ○ FBS | | | | |
| Notes : | | | | | | | | | | | |
|  | ○ AM ○ PM |  | | | | | ○ Pre ○ Post ○ FBS | | | | |
| Notes : | | | | | | | | | | | |
|  | ○ AM ○ PM |  | | | | | ○ Pre ○ Post ○ FBS | | | | |
| Notes : | | | | | | | | | | | |
|  | ○ AM ○ PM |  | | | | | ○ Pre ○ Post ○ FBS | | | | |
| Notes : | | | | | | | | | | | |
|  | ○ AM ○ PM |  | | | | | ○ Pre ○ Post ○ FBS | | | | |
| Notes : | | | | | | | | | | | |
|  | ○ AM ○ PM |  | | | | | ○ Pre ○ Post ○ FBS | | | | |
| Notes : | | | | | | | | | | | |
|  | ○ AM ○ PM |  | | | | | ○ Pre ○ Post ○ FBS | | | | |
| Notes : | | | | | | | | | | | |
|  | ○ AM ○ PM |  | | | | | ○ Pre ○ Post ○ FBS | | | | |
| Notes : | | | | | | | | | | | |
|  | ○ AM ○ PM |  | | | | | ○ Pre ○ Post ○ FBS | | | | |
| Notes : | | | | | | | | | | | |
|  | ○ AM ○ PM |  | | | | | ○ Pre ○ Post ○ FBS | | | | |
| Notes : | | | | | | | | | | | |
|  | ○ AM ○ PM |  | | | | | ○ Pre ○ Post ○ FBS | | | | |
| Notes : | | | | | | | | | | | |
|  | ○ AM ○ PM |  | | | | | ○ Pre ○ Post ○ FBS | | | | |
| Notes : | | | | | | | | | | | |

▶ ..................................................................................

**Month:** ............................

**Year :** ............................

| Date | Time | SYS | Blood Pressure DIA | Heart Rate | Respiratory Rate | Oxygen Level | Blood Sugar (Pre/Post Meal or Fasting) | Temperature °C | °F | Weight | Notes |
|------|------|-----|-----|-----|-----|-----|-----|-----|-----|-----|-------|
| | ○ AM ○ PM | | | | | | ○ Pre ○ Post ○ FBS | | | | |
| Notes : | | | | | | | | | | | |
| | ○ AM ○ PM | | | | | | ○ Pre ○ Post ○ FBS | | | | |
| Notes : | | | | | | | | | | | |
| | ○ AM ○ PM | | | | | | ○ Pre ○ Post ○ FBS | | | | |
| Notes : | | | | | | | | | | | |
| | ○ AM ○ PM | | | | | | ○ Pre ○ Post ○ FBS | | | | |
| Notes : | | | | | | | | | | | |
| | ○ AM ○ PM | | | | | | ○ Pre ○ Post ○ FBS | | | | |
| Notes : | | | | | | | | | | | |
| | ○ AM ○ PM | | | | | | ○ Pre ○ Post ○ FBS | | | | |
| Notes : | | | | | | | | | | | |
| | ○ AM ○ PM | | | | | | ○ Pre ○ Post ○ FBS | | | | |
| Notes : | | | | | | | | | | | |
| | ○ AM ○ PM | | | | | | ○ Pre ○ Post ○ FBS | | | | |
| Notes : | | | | | | | | | | | |
| | ○ AM ○ PM | | | | | | ○ Pre ○ Post ○ FBS | | | | |
| Notes : | | | | | | | | | | | |
| | ○ AM ○ PM | | | | | | ○ Pre ○ Post ○ FBS | | | | |
| Notes : | | | | | | | | | | | |
| | ○ AM ○ PM | | | | | | ○ Pre ○ Post ○ FBS | | | | |
| Notes : | | | | | | | | | | | |
| | ○ AM ○ PM | | | | | | ○ Pre ○ Post ○ FBS | | | | |
| Notes : | | | | | | | | | | | |
| | ○ AM ○ PM | | | | | | ○ Pre ○ Post ○ FBS | | | | |
| Notes : | | | | | | | | | | | |
| | ○ AM ○ PM | | | | | | ○ Pre ○ Post ○ FBS | | | | |
| Notes : | | | | | | | | | | | |

► .................................................................................................................

**Month:** ..........................

**Year :** ..........................

| Date | Time | SYS | Blood Pressure DIA | Heart Rate | Respiratory Rate | Oxygen Level | Blood Sugar (Pre/Post Meal or Fasting) | Temperature °C | °F | Weight | Notes |
|------|------|-----|-----|-----|-----|-----|-----|-----|-----|-----|-----|
| | ○ AM ○ PM | | | | | | ○ Pre ○ Post ○ FBS | | | | |
| Notes : | | | | | | | | | | | |
| | ○ AM ○ PM | | | | | | ○ Pre ○ Post ○ FBS | | | | |
| Notes : | | | | | | | | | | | |
| | ○ AM ○ PM | | | | | | ○ Pre ○ Post ○ FBS | | | | |
| Notes : | | | | | | | | | | | |
| | ○ AM ○ PM | | | | | | ○ Pre ○ Post ○ FBS | | | | |
| Notes : | | | | | | | | | | | |
| | ○ AM ○ PM | | | | | | ○ Pre ○ Post ○ FBS | | | | |
| Notes : | | | | | | | | | | | |
| | ○ AM ○ PM | | | | | | ○ Pre ○ Post ○ FBS | | | | |
| Notes : | | | | | | | | | | | |
| | ○ AM ○ PM | | | | | | ○ Pre ○ Post ○ FBS | | | | |
| Notes : | | | | | | | | | | | |
| | ○ AM ○ PM | | | | | | ○ Pre ○ Post ○ FBS | | | | |
| Notes : | | | | | | | | | | | |
| | ○ AM ○ PM | | | | | | ○ Pre ○ Post ○ FBS | | | | |
| Notes : | | | | | | | | | | | |
| | ○ AM ○ PM | | | | | | ○ Pre ○ Post ○ FBS | | | | |
| Notes : | | | | | | | | | | | |
| | ○ AM ○ PM | | | | | | ○ Pre ○ Post ○ FBS | | | | |
| Notes : | | | | | | | | | | | |
| | ○ AM ○ PM | | | | | | ○ Pre ○ Post ○ FBS | | | | |
| Notes : | | | | | | | | | | | |
| | ○ AM ○ PM | | | | | | ○ Pre ○ Post ○ FBS | | | | |
| Notes : | | | | | | | | | | | |
| | ○ AM ○ PM | | | | | | ○ Pre ○ Post ○ FBS | | | | |
| Notes : | | | | | | | | | | | |

▶

**Month:** ...........................

**Year :** ...........................

| Date | Time | SYS | DIA | Blood Pressure | Heart Rate | Respiratory Rate | Oxygen Level | Blood Sugar (Pre/Post Meal or Fasting) | °C | °F | Weight | Notes |
|---|---|---|---|---|---|---|---|---|---|---|---|---|
| | ○AM ○PM | | | | | | | ○Pre ○Post ○FBS | | | | |
| Notes : | | | | | | | | | | | | |
| | ○AM ○PM | | | | | | | ○Pre ○Post ○FBS | | | | |
| Notes : | | | | | | | | | | | | |
| | ○AM ○PM | | | | | | | ○Pre ○Post ○FBS | | | | |
| Notes : | | | | | | | | | | | | |
| | ○AM ○PM | | | | | | | ○Pre ○Post ○FBS | | | | |
| Notes : | | | | | | | | | | | | |
| | ○AM ○PM | | | | | | | ○Pre ○Post ○FBS | | | | |
| Notes : | | | | | | | | | | | | |
| | ○AM ○PM | | | | | | | ○Pre ○Post ○FBS | | | | |
| Notes : | | | | | | | | | | | | |
| | ○AM ○PM | | | | | | | ○Pre ○Post ○FBS | | | | |
| Notes : | | | | | | | | | | | | |
| | ○AM ○PM | | | | | | | ○Pre ○Post ○FBS | | | | |
| Notes : | | | | | | | | | | | | |
| | ○AM ○PM | | | | | | | ○Pre ○Post ○FBS | | | | |
| Notes : | | | | | | | | | | | | |
| | ○AM ○PM | | | | | | | ○Pre ○Post ○FBS | | | | |
| Notes : | | | | | | | | | | | | |
| | ○AM ○PM | | | | | | | ○Pre ○Post ○FBS | | | | |
| Notes : | | | | | | | | | | | | |
| | ○AM ○PM | | | | | | | ○Pre ○Post ○FBS | | | | |
| Notes : | | | | | | | | | | | | |
| | ○AM ○PM | | | | | | | ○Pre ○Post ○FBS | | | | |
| Notes : | | | | | | | | | | | | |
| | ○AM ○PM | | | | | | | ○Pre ○Post ○FBS | | | | |
| Notes : | | | | | | | | | | | | |

▶ .......................................................................................................................

**Month:** ...........................

**Year :** ......................

| Date | Time | Blood Pressure SYS | Blood Pressure DIA | Heart Rate | Respiratory Rate | Oxygen Level | Blood Sugar (Pre/Post Meal or Fasting) | Temperature °C | Temperature °F | Weight | Notes |
|------|------|-----|-----|-----|-----|-----|-----|-----|-----|-----|-------|
|  | ○ AM ○ PM |  |  |  |  |  | ○ Pre ○ Post ○ FBS |  |  |  |  |
| Notes : | | | | | | | | | | | |
|  | ○ AM ○ PM |  |  |  |  |  | ○ Pre ○ Post ○ FBS |  |  |  |  |
| Notes : | | | | | | | | | | | |
|  | ○ AM ○ PM |  |  |  |  |  | ○ Pre ○ Post ○ FBS |  |  |  |  |
| Notes : | | | | | | | | | | | |
|  | ○ AM ○ PM |  |  |  |  |  | ○ Pre ○ Post ○ FBS |  |  |  |  |
| Notes : | | | | | | | | | | | |
|  | ○ AM ○ PM |  |  |  |  |  | ○ Pre ○ Post ○ FBS |  |  |  |  |
| Notes : | | | | | | | | | | | |
|  | ○ AM ○ PM |  |  |  |  |  | ○ Pre ○ Post ○ FBS |  |  |  |  |
| Notes : | | | | | | | | | | | |
|  | ○ AM ○ PM |  |  |  |  |  | ○ Pre ○ Post ○ FBS |  |  |  |  |
| Notes : | | | | | | | | | | | |
|  | ○ AM ○ PM |  |  |  |  |  | ○ Pre ○ Post ○ FBS |  |  |  |  |
| Notes : | | | | | | | | | | | |
|  | ○ AM ○ PM |  |  |  |  |  | ○ Pre ○ Post ○ FBS |  |  |  |  |
| Notes : | | | | | | | | | | | |
|  | ○ AM ○ PM |  |  |  |  |  | ○ Pre ○ Post ○ FBS |  |  |  |  |
| Notes : | | | | | | | | | | | |
|  | ○ AM ○ PM |  |  |  |  |  | ○ Pre ○ Post ○ FBS |  |  |  |  |
| Notes : | | | | | | | | | | | |
|  | ○ AM ○ PM |  |  |  |  |  | ○ Pre ○ Post ○ FBS |  |  |  |  |
| Notes : | | | | | | | | | | | |
|  | ○ AM ○ PM |  |  |  |  |  | ○ Pre ○ Post ○ FBS |  |  |  |  |
| Notes : | | | | | | | | | | | |
|  | ○ AM ○ PM |  |  |  |  |  | ○ Pre ○ Post ○ FBS |  |  |  |  |
| Notes : | | | | | | | | | | | |

▶ ..................................................................................................................

**Month:** ..............................

**Year :** ..............................

| Date | Time | SYS | DIA | Blood Pressure | Heart Rate | Respiratory Rate | Oxygen Level | Blood Sugar (Pre/Post Meal or Fasting) | °C | °F | Temperature | Weight | Notes |
|------|------|-----|-----|----------------|------------|------------------|--------------|----------------------------------------|----|----|-------------|--------|-------|
| | ○ AM ○ PM | | | | | | | ○ Pre ○ Post ○ FBS | | | | | |
| Notes : | | | | | | | | | | | | | |
| | ○ AM ○ PM | | | | | | | ○ Pre ○ Post ○ FBS | | | | | |
| Notes : | | | | | | | | | | | | | |
| | ○ AM ○ PM | | | | | | | ○ Pre ○ Post ○ FBS | | | | | |
| Notes : | | | | | | | | | | | | | |
| | ○ AM ○ PM | | | | | | | ○ Pre ○ Post ○ FBS | | | | | |
| Notes : | | | | | | | | | | | | | |
| | ○ AM ○ PM | | | | | | | ○ Pre ○ Post ○ FBS | | | | | |
| Notes : | | | | | | | | | | | | | |
| | ○ AM ○ PM | | | | | | | ○ Pre ○ Post ○ FBS | | | | | |
| Notes : | | | | | | | | | | | | | |
| | ○ AM ○ PM | | | | | | | ○ Pre ○ Post ○ FBS | | | | | |
| Notes : | | | | | | | | | | | | | |
| | ○ AM ○ PM | | | | | | | ○ Pre ○ Post ○ FBS | | | | | |
| Notes : | | | | | | | | | | | | | |
| | ○ AM ○ PM | | | | | | | ○ Pre ○ Post ○ FBS | | | | | |
| Notes : | | | | | | | | | | | | | |
| | ○ AM ○ PM | | | | | | | ○ Pre ○ Post ○ FBS | | | | | |
| Notes : | | | | | | | | | | | | | |
| | ○ AM ○ PM | | | | | | | ○ Pre ○ Post ○ FBS | | | | | |
| Notes : | | | | | | | | | | | | | |
| | ○ AM ○ PM | | | | | | | ○ Pre ○ Post ○ FBS | | | | | |
| Notes : | | | | | | | | | | | | | |
| | ○ AM ○ PM | | | | | | | ○ Pre ○ Post ○ FBS | | | | | |
| Notes : | | | | | | | | | | | | | |
| | ○ AM ○ PM | | | | | | | ○ Pre ○ Post ○ FBS | | | | | |
| Notes : | | | | | | | | | | | | | |

▶

**Month:** ....................

**Year :** ....................

| Date | Time | Blood Pressure | | Heart Rate | Respiratory Rate | Oxygen Level | Blood Sugar (Pre/Post Meal or Fasting) | Temperature | | Weight | Notes |
|------|------|------|------|------|------|------|------|------|------|------|------|
| | | SYS | DIA | | | | | °C | °F | | |
| | ○ AM ○ PM | | | | | | ○ Pre ○ Post ○ FBS | | | | |
| Notes : | | | | | | | | | | | |
| | ○ AM ○ PM | | | | | | ○ Pre ○ Post ○ FBS | | | | |
| Notes : | | | | | | | | | | | |
| | ○ AM ○ PM | | | | | | ○ Pre ○ Post ○ FBS | | | | |
| Notes : | | | | | | | | | | | |
| | ○ AM ○ PM | | | | | | ○ Pre ○ Post ○ FBS | | | | |
| Notes : | | | | | | | | | | | |
| | ○ AM ○ PM | | | | | | ○ Pre ○ Post ○ FBS | | | | |
| Notes : | | | | | | | | | | | |
| | ○ AM ○ PM | | | | | | ○ Pre ○ Post ○ FBS | | | | |
| Notes : | | | | | | | | | | | |
| | ○ AM ○ PM | | | | | | ○ Pre ○ Post ○ FBS | | | | |
| Notes : | | | | | | | | | | | |
| | ○ AM ○ PM | | | | | | ○ Pre ○ Post ○ FBS | | | | |
| Notes : | | | | | | | | | | | |
| | ○ AM ○ PM | | | | | | ○ Pre ○ Post ○ FBS | | | | |
| Notes : | | | | | | | | | | | |
| | ○ AM ○ PM | | | | | | ○ Pre ○ Post ○ FBS | | | | |
| Notes : | | | | | | | | | | | |
| | ○ AM ○ PM | | | | | | ○ Pre ○ Post ○ FBS | | | | |
| Notes : | | | | | | | | | | | |
| | ○ AM ○ PM | | | | | | ○ Pre ○ Post ○ FBS | | | | |
| Notes : | | | | | | | | | | | |
| | ○ AM ○ PM | | | | | | ○ Pre ○ Post ○ FBS | | | | |
| Notes : | | | | | | | | | | | |
| | ○ AM ○ PM | | | | | | ○ Pre ○ Post ○ FBS | | | | |
| Notes : | | | | | | | | | | | |

▶ .................................................................................................................

**Month:** .................................

**Year :** .................................

| Date | Time | SYS | DIA (Blood Pressure) | Heart Rate | Respiratory Rate | Oxygen Level | Blood Sugar (Pre/Post Meal or Fasting) | °C | °F (Temperature) | Weight | Notes |
|------|------|-----|-----|-----|-----|-----|-----|-----|-----|-----|-------|
| | ○ AM ○ PM | | | | | | ○ Pre ○ Post ○ FBS | | | | |
| Notes : | | | | | | | | | | | |
| | ○ AM ○ PM | | | | | | ○ Pre ○ Post ○ FBS | | | | |
| Notes : | | | | | | | | | | | |
| | ○ AM ○ PM | | | | | | ○ Pre ○ Post ○ FBS | | | | |
| Notes : | | | | | | | | | | | |
| | ○ AM ○ PM | | | | | | ○ Pre ○ Post ○ FBS | | | | |
| Notes : | | | | | | | | | | | |
| | ○ AM ○ PM | | | | | | ○ Pre ○ Post ○ FBS | | | | |
| Notes : | | | | | | | | | | | |
| | ○ AM ○ PM | | | | | | ○ Pre ○ Post ○ FBS | | | | |
| Notes : | | | | | | | | | | | |
| | ○ AM ○ PM | | | | | | ○ Pre ○ Post ○ FBS | | | | |
| Notes : | | | | | | | | | | | |
| | ○ AM ○ PM | | | | | | ○ Pre ○ Post ○ FBS | | | | |
| Notes : | | | | | | | | | | | |
| | ○ AM ○ PM | | | | | | ○ Pre ○ Post ○ FBS | | | | |
| Notes : | | | | | | | | | | | |
| | ○ AM ○ PM | | | | | | ○ Pre ○ Post ○ FBS | | | | |
| Notes : | | | | | | | | | | | |
| | ○ AM ○ PM | | | | | | ○ Pre ○ Post ○ FBS | | | | |
| Notes : | | | | | | | | | | | |
| | ○ AM ○ PM | | | | | | ○ Pre ○ Post ○ FBS | | | | |
| Notes : | | | | | | | | | | | |
| | ○ AM ○ PM | | | | | | ○ Pre ○ Post ○ FBS | | | | |
| Notes : | | | | | | | | | | | |
| | ○ AM ○ PM | | | | | | ○ Pre ○ Post ○ FBS | | | | |
| Notes : | | | | | | | | | | | |

▶
..............................................................................

**Month:** ...........................

**Year :** ......................

| Date | Time | SYS | DIA | Blood Pressure | Heart Rate | Respiratory Rate | Oxygen Level | Blood Sugar (Pre/Post Meal or Fasting) | °C | °F | Temperature | Weight | Notes |
|------|------|-----|-----|----------------|------------|------------------|--------------|----------------------------------------|-----|-----|-------------|--------|-------|
|      | ○ AM ○ PM |  |  |  |  |  | ○ Pre ○ Post ○ FBS |  |  |  |  |  |  |
| Notes : |
|      | ○ AM ○ PM |  |  |  |  |  | ○ Pre ○ Post ○ FBS |  |  |  |  |  |  |
| Notes : |
|      | ○ AM ○ PM |  |  |  |  |  | ○ Pre ○ Post ○ FBS |  |  |  |  |  |  |
| Notes : |
|      | ○ AM ○ PM |  |  |  |  |  | ○ Pre ○ Post ○ FBS |  |  |  |  |  |  |
| Notes : |
|      | ○ AM ○ PM |  |  |  |  |  | ○ Pre ○ Post ○ FBS |  |  |  |  |  |  |
| Notes : |
|      | ○ AM ○ PM |  |  |  |  |  | ○ Pre ○ Post ○ FBS |  |  |  |  |  |  |
| Notes : |
|      | ○ AM ○ PM |  |  |  |  |  | ○ Pre ○ Post ○ FBS |  |  |  |  |  |  |
| Notes : |
|      | ○ AM ○ PM |  |  |  |  |  | ○ Pre ○ Post ○ FBS |  |  |  |  |  |  |
| Notes : |
|      | ○ AM ○ PM |  |  |  |  |  | ○ Pre ○ Post ○ FBS |  |  |  |  |  |  |
| Notes : |
|      | ○ AM ○ PM |  |  |  |  |  | ○ Pre ○ Post ○ FBS |  |  |  |  |  |  |
| Notes : |
|      | ○ AM ○ PM |  |  |  |  |  | ○ Pre ○ Post ○ FBS |  |  |  |  |  |  |
| Notes : |
|      | ○ AM ○ PM |  |  |  |  |  | ○ Pre ○ Post ○ FBS |  |  |  |  |  |  |
| Notes : |
|      | ○ AM ○ PM |  |  |  |  |  | ○ Pre ○ Post ○ FBS |  |  |  |  |  |  |
| Notes : |
|      | ○ AM ○ PM |  |  |  |  |  | ○ Pre ○ Post ○ FBS |  |  |  |  |  |  |
| Notes : |

►

**Month:** .........................

**Year :** .....................

| Date | Time | SYS | Blood Pressure DIA | Heart Rate | Respiratory Rate | Oxygen Level | Blood Sugar (Pre/Post Meal or Fasting) | Temperature °C | °F | Weight | Notes |
|------|------|-----|-----|-----|-----|-----|-----|-----|-----|-----|-------|
|  | ○AM ○PM |  |  |  |  |  | ○Pre ○Post ○FBS |  |  |  |  |
| Notes : | | | | | | | | | | | |
|  | ○AM ○PM |  |  |  |  |  | ○Pre ○Post ○FBS |  |  |  |  |
| Notes : | | | | | | | | | | | |
|  | ○AM ○PM |  |  |  |  |  | ○Pre ○Post ○FBS |  |  |  |  |
| Notes : | | | | | | | | | | | |
|  | ○AM ○PM |  |  |  |  |  | ○Pre ○Post ○FBS |  |  |  |  |
| Notes : | | | | | | | | | | | |
|  | ○AM ○PM |  |  |  |  |  | ○Pre ○Post ○FBS |  |  |  |  |
| Notes : | | | | | | | | | | | |
|  | ○AM ○PM |  |  |  |  |  | ○Pre ○Post ○FBS |  |  |  |  |
| Notes : | | | | | | | | | | | |
|  | ○AM ○PM |  |  |  |  |  | ○Pre ○Post ○FBS |  |  |  |  |
| Notes : | | | | | | | | | | | |
|  | ○AM ○PM |  |  |  |  |  | ○Pre ○Post ○FBS |  |  |  |  |
| Notes : | | | | | | | | | | | |
|  | ○AM ○PM |  |  |  |  |  | ○Pre ○Post ○FBS |  |  |  |  |
| Notes : | | | | | | | | | | | |
|  | ○AM ○PM |  |  |  |  |  | ○Pre ○Post ○FBS |  |  |  |  |
| Notes : | | | | | | | | | | | |
|  | ○AM ○PM |  |  |  |  |  | ○Pre ○Post ○FBS |  |  |  |  |
| Notes : | | | | | | | | | | | |
|  | ○AM ○PM |  |  |  |  |  | ○Pre ○Post ○FBS |  |  |  |  |
| Notes : | | | | | | | | | | | |
|  | ○AM ○PM |  |  |  |  |  | ○Pre ○Post ○FBS |  |  |  |  |
| Notes : | | | | | | | | | | | |
|  | ○AM ○PM |  |  |  |  |  | ○Pre ○Post ○FBS |  |  |  |  |
| Notes : | | | | | | | | | | | |

►

........................................................................................

**Month:** ...........................

**Year :** ...........................

| Date | Time | SYS | Blood Pressure / DIA | Heart Rate | Respiratory Rate | Oxygen Level | Blood Sugar (Pre/Post Meal or Fasting) | Temperature °C | °F | Weight | Notes |
|------|------|-----|-----|-----|-----|-----|-----|-----|-----|-----|-------|
| | ○ AM ○ PM | | | | | | ○ Pre ○ Post ○ FBS | | | | |
| Notes : | | | | | | | | | | | |
| | ○ AM ○ PM | | | | | | ○ Pre ○ Post ○ FBS | | | | |
| Notes : | | | | | | | | | | | |
| | ○ AM ○ PM | | | | | | ○ Pre ○ Post ○ FBS | | | | |
| Notes : | | | | | | | | | | | |
| | ○ AM ○ PM | | | | | | ○ Pre ○ Post ○ FBS | | | | |
| Notes : | | | | | | | | | | | |
| | ○ AM ○ PM | | | | | | ○ Pre ○ Post ○ FBS | | | | |
| Notes : | | | | | | | | | | | |
| | ○ AM ○ PM | | | | | | ○ Pre ○ Post ○ FBS | | | | |
| Notes : | | | | | | | | | | | |
| | ○ AM ○ PM | | | | | | ○ Pre ○ Post ○ FBS | | | | |
| Notes : | | | | | | | | | | | |
| | ○ AM ○ PM | | | | | | ○ Pre ○ Post ○ FBS | | | | |
| Notes : | | | | | | | | | | | |
| | ○ AM ○ PM | | | | | | ○ Pre ○ Post ○ FBS | | | | |
| Notes : | | | | | | | | | | | |
| | ○ AM ○ PM | | | | | | ○ Pre ○ Post ○ FBS | | | | |
| Notes : | | | | | | | | | | | |
| | ○ AM ○ PM | | | | | | ○ Pre ○ Post ○ FBS | | | | |
| Notes : | | | | | | | | | | | |
| | ○ AM ○ PM | | | | | | ○ Pre ○ Post ○ FBS | | | | |
| Notes : | | | | | | | | | | | |
| | ○ AM ○ PM | | | | | | ○ Pre ○ Post ○ FBS | | | | |
| Notes : | | | | | | | | | | | |
| | ○ AM ○ PM | | | | | | ○ Pre ○ Post ○ FBS | | | | |
| Notes : | | | | | | | | | | | |

**Month:** .................................

**Year :** .................................

| Date | Time | SYS | DIA | Blood Pressure | Heart Rate | Respiratory Rate | Oxygen Level | Blood Sugar (Pre/Post Meal or Fasting) | °C | °F | Temperature Weight | Notes |
|------|------|-----|-----|----------------|------------|------------------|--------------|----------------------------------------|----|----|--------------------|-------|
| | ○ AM ○ PM | | | | | | | ○ Pre ○ Post ○ FBS | | | | |
| Notes : | | | | | | | | | | | | |
| | ○ AM ○ PM | | | | | | | ○ Pre ○ Post ○ FBS | | | | |
| Notes : | | | | | | | | | | | | |
| | ○ AM ○ PM | | | | | | | ○ Pre ○ Post ○ FBS | | | | |
| Notes : | | | | | | | | | | | | |
| | ○ AM ○ PM | | | | | | | ○ Pre ○ Post ○ FBS | | | | |
| Notes : | | | | | | | | | | | | |
| | ○ AM ○ PM | | | | | | | ○ Pre ○ Post ○ FBS | | | | |
| Notes : | | | | | | | | | | | | |
| | ○ AM ○ PM | | | | | | | ○ Pre ○ Post ○ FBS | | | | |
| Notes : | | | | | | | | | | | | |
| | ○ AM ○ PM | | | | | | | ○ Pre ○ Post ○ FBS | | | | |
| Notes : | | | | | | | | | | | | |
| | ○ AM ○ PM | | | | | | | ○ Pre ○ Post ○ FBS | | | | |
| Notes : | | | | | | | | | | | | |
| | ○ AM ○ PM | | | | | | | ○ Pre ○ Post ○ FBS | | | | |
| Notes : | | | | | | | | | | | | |
| | ○ AM ○ PM | | | | | | | ○ Pre ○ Post ○ FBS | | | | |
| Notes : | | | | | | | | | | | | |
| | ○ AM ○ PM | | | | | | | ○ Pre ○ Post ○ FBS | | | | |
| Notes : | | | | | | | | | | | | |
| | ○ AM ○ PM | | | | | | | ○ Pre ○ Post ○ FBS | | | | |
| Notes : | | | | | | | | | | | | |
| | ○ AM ○ PM | | | | | | | ○ Pre ○ Post ○ FBS | | | | |
| Notes : | | | | | | | | | | | | |
| | ○ AM ○ PM | | | | | | | ○ Pre ○ Post ○ FBS | | | | |
| Notes : | | | | | | | | | | | | |

▶
..................................................................................................

**Month:** ...........................

**Year :** ......................

| Date | Time | SYS | Blood Pressure DIA | Heart Rate | Respiratory Rate | Oxygen Level | Blood Sugar (Pre/Post Meal or Fasting) | Temperature °C | °F | Weight | Notes |
|------|------|-----|-----|-----|-----|-----|-----|-----|-----|-----|-----|
| | ○AM ○PM | | | | | | ○Pre ○Post ○FBS | | | | |
| Notes : | | | | | | | | | | | |
| | ○AM ○PM | | | | | | ○Pre ○Post ○FBS | | | | |
| Notes : | | | | | | | | | | | |
| | ○AM ○PM | | | | | | ○Pre ○Post ○FBS | | | | |
| Notes : | | | | | | | | | | | |
| | ○AM ○PM | | | | | | ○Pre ○Post ○FBS | | | | |
| Notes : | | | | | | | | | | | |
| | ○AM ○PM | | | | | | ○Pre ○Post ○FBS | | | | |
| Notes : | | | | | | | | | | | |
| | ○AM ○PM | | | | | | ○Pre ○Post ○FBS | | | | |
| Notes : | | | | | | | | | | | |
| | ○AM ○PM | | | | | | ○Pre ○Post ○FBS | | | | |
| Notes : | | | | | | | | | | | |
| | ○AM ○PM | | | | | | ○Pre ○Post ○FBS | | | | |
| Notes : | | | | | | | | | | | |
| | ○AM ○PM | | | | | | ○Pre ○Post ○FBS | | | | |
| Notes : | | | | | | | | | | | |
| | ○AM ○PM | | | | | | ○Pre ○Post ○FBS | | | | |
| Notes : | | | | | | | | | | | |
| | ○AM ○PM | | | | | | ○Pre ○Post ○FBS | | | | |
| Notes : | | | | | | | | | | | |
| | ○AM ○PM | | | | | | ○Pre ○Post ○FBS | | | | |
| Notes : | | | | | | | | | | | |
| | ○AM ○PM | | | | | | ○Pre ○Post ○FBS | | | | |
| Notes : | | | | | | | | | | | |
| | ○AM ○PM | | | | | | ○Pre ○Post ○FBS | | | | |
| Notes : | | | | | | | | | | | |

▶ ..................................................................................................................

**Month:** ...........................

**Year :** ...........................

| Date | Time | SYS | Blood Pressure<br>DIA | Heart Rate | Respiratory Rate | Oxygen Level | Blood Sugar<br>(Pre/Post Meal or Fasting) | Temperature<br>°C | °F | Weight | Notes |
|------|------|-----|-----|-----|-----|-----|-----|-----|-----|-----|-------|
| | ○AM ○PM | | | | | | ○Pre ○Post ○FBS | | | | |
| Notes : | | | | | | | | | | | |
| | ○AM ○PM | | | | | | ○Pre ○Post ○FBS | | | | |
| Notes : | | | | | | | | | | | |
| | ○AM ○PM | | | | | | ○Pre ○Post ○FBS | | | | |
| Notes : | | | | | | | | | | | |
| | ○AM ○PM | | | | | | ○Pre ○Post ○FBS | | | | |
| Notes : | | | | | | | | | | | |
| | ○AM ○PM | | | | | | ○Pre ○Post ○FBS | | | | |
| Notes : | | | | | | | | | | | |
| | ○AM ○PM | | | | | | ○Pre ○Post ○FBS | | | | |
| Notes : | | | | | | | | | | | |
| | ○AM ○PM | | | | | | ○Pre ○Post ○FBS | | | | |
| Notes : | | | | | | | | | | | |
| | ○AM ○PM | | | | | | ○Pre ○Post ○FBS | | | | |
| Notes : | | | | | | | | | | | |
| | ○AM ○PM | | | | | | ○Pre ○Post ○FBS | | | | |
| Notes : | | | | | | | | | | | |
| | ○AM ○PM | | | | | | ○Pre ○Post ○FBS | | | | |
| Notes : | | | | | | | | | | | |
| | ○AM ○PM | | | | | | ○Pre ○Post ○FBS | | | | |
| Notes : | | | | | | | | | | | |
| | ○AM ○PM | | | | | | ○Pre ○Post ○FBS | | | | |
| Notes : | | | | | | | | | | | |
| | ○AM ○PM | | | | | | ○Pre ○Post ○FBS | | | | |
| Notes : | | | | | | | | | | | |
| | ○AM ○PM | | | | | | ○Pre ○Post ○FBS | | | | |
| Notes : | | | | | | | | | | | |

▶ ........................................................................................................................

**Month:** ...........................

**Year :** ...........................

| Date | Time | SYS | DIA | Blood Pressure | Heart Rate | Respiratory Rate | Oxygen Level | Blood Sugar (Pre/Post Meal or Fasting) | °C | °F | Temperature | Weight | Notes |
|------|------|-----|-----|---------------|-----------|-----------------|-------------|--------------------------------------|-----|-----|------------|--------|-------|
|  | ○ AM ○ PM |  |  |  |  |  | ○ Pre ○ Post ○ FBS |  |  |  |  |  |  |
| **Notes :** |||||||||||||| |
|  | ○ AM ○ PM |  |  |  |  |  | ○ Pre ○ Post ○ FBS |  |  |  |  |  |  |
| **Notes :** |||||||||||||| |
|  | ○ AM ○ PM |  |  |  |  |  | ○ Pre ○ Post ○ FBS |  |  |  |  |  |  |
| **Notes :** |||||||||||||| |
|  | ○ AM ○ PM |  |  |  |  |  | ○ Pre ○ Post ○ FBS |  |  |  |  |  |  |
| **Notes :** |||||||||||||| |
|  | ○ AM ○ PM |  |  |  |  |  | ○ Pre ○ Post ○ FBS |  |  |  |  |  |  |
| **Notes :** |||||||||||||| |
|  | ○ AM ○ PM |  |  |  |  |  | ○ Pre ○ Post ○ FBS |  |  |  |  |  |  |
| **Notes :** |||||||||||||| |
|  | ○ AM ○ PM |  |  |  |  |  | ○ Pre ○ Post ○ FBS |  |  |  |  |  |  |
| **Notes :** |||||||||||||| |
|  | ○ AM ○ PM |  |  |  |  |  | ○ Pre ○ Post ○ FBS |  |  |  |  |  |  |
| **Notes :** |||||||||||||| |
|  | ○ AM ○ PM |  |  |  |  |  | ○ Pre ○ Post ○ FBS |  |  |  |  |  |  |
| **Notes :** |||||||||||||| |
|  | ○ AM ○ PM |  |  |  |  |  | ○ Pre ○ Post ○ FBS |  |  |  |  |  |  |
| **Notes :** |||||||||||||| |
|  | ○ AM ○ PM |  |  |  |  |  | ○ Pre ○ Post ○ FBS |  |  |  |  |  |  |
| **Notes :** |||||||||||||| |
|  | ○ AM ○ PM |  |  |  |  |  | ○ Pre ○ Post ○ FBS |  |  |  |  |  |  |
| **Notes :** |||||||||||||| |
|  | ○ AM ○ PM |  |  |  |  |  | ○ Pre ○ Post ○ FBS |  |  |  |  |  |  |
| **Notes :** |||||||||||||| |
|  | ○ AM ○ PM |  |  |  |  |  | ○ Pre ○ Post ○ FBS |  |  |  |  |  |  |
| **Notes :** |||||||||||||| |

▶ ......................................................................................................

**Month:** ...........................

**Year :** ...........................

| Date | Time | SYS | DIA | Blood Pressure | Heart Rate | Respiratory Rate | Oxygen Level | Blood Sugar (Pre/Post Meal or Fasting) | °C | °F | Temperature | Weight | Notes |
|---|---|---|---|---|---|---|---|---|---|---|---|---|---|
| | ○ AM ○ PM | | | | | | | ○ Pre ○ Post ○ FBS | | | | | |
| Notes : | | | | | | | | | | | | | |
| | ○ AM ○ PM | | | | | | | ○ Pre ○ Post ○ FBS | | | | | |
| Notes : | | | | | | | | | | | | | |
| | ○ AM ○ PM | | | | | | | ○ Pre ○ Post ○ FBS | | | | | |
| Notes : | | | | | | | | | | | | | |
| | ○ AM ○ PM | | | | | | | ○ Pre ○ Post ○ FBS | | | | | |
| Notes : | | | | | | | | | | | | | |
| | ○ AM ○ PM | | | | | | | ○ Pre ○ Post ○ FBS | | | | | |
| Notes : | | | | | | | | | | | | | |
| | ○ AM ○ PM | | | | | | | ○ Pre ○ Post ○ FBS | | | | | |
| Notes : | | | | | | | | | | | | | |
| | ○ AM ○ PM | | | | | | | ○ Pre ○ Post ○ FBS | | | | | |
| Notes : | | | | | | | | | | | | | |
| | ○ AM ○ PM | | | | | | | ○ Pre ○ Post ○ FBS | | | | | |
| Notes : | | | | | | | | | | | | | |
| | ○ AM ○ PM | | | | | | | ○ Pre ○ Post ○ FBS | | | | | |
| Notes : | | | | | | | | | | | | | |
| | ○ AM ○ PM | | | | | | | ○ Pre ○ Post ○ FBS | | | | | |
| Notes : | | | | | | | | | | | | | |
| | ○ AM ○ PM | | | | | | | ○ Pre ○ Post ○ FBS | | | | | |
| Notes : | | | | | | | | | | | | | |
| | ○ AM ○ PM | | | | | | | ○ Pre ○ Post ○ FBS | | | | | |
| Notes : | | | | | | | | | | | | | |
| | ○ AM ○ PM | | | | | | | ○ Pre ○ Post ○ FBS | | | | | |
| Notes : | | | | | | | | | | | | | |
| | ○ AM ○ PM | | | | | | | ○ Pre ○ Post ○ FBS | | | | | |
| Notes : | | | | | | | | | | | | | |

► ................................................................................

**Month:** .............................

**Year :** .........................

| Date | Time | SYS | DIA | Heart Rate | Respiratory Rate | Oxygen Level | Blood Sugar (Pre/Post Meal or Fasting) | Temperature °C | °F | Weight | Notes |
|------|------|-----|-----|------------|------------------|--------------|----------------------------------------|----------------|----|--------|-------|
| | ○ AM ○ PM | | | | | | ○ Pre ○ Post ○ FBS | | | | |
| Notes : | | | | | | | | | | | |
| | ○ AM ○ PM | | | | | | ○ Pre ○ Post ○ FBS | | | | |
| Notes : | | | | | | | | | | | |
| | ○ AM ○ PM | | | | | | ○ Pre ○ Post ○ FBS | | | | |
| Notes : | | | | | | | | | | | |
| | ○ AM ○ PM | | | | | | ○ Pre ○ Post ○ FBS | | | | |
| Notes : | | | | | | | | | | | |
| | ○ AM ○ PM | | | | | | ○ Pre ○ Post ○ FBS | | | | |
| Notes : | | | | | | | | | | | |
| | ○ AM ○ PM | | | | | | ○ Pre ○ Post ○ FBS | | | | |
| Notes : | | | | | | | | | | | |
| | ○ AM ○ PM | | | | | | ○ Pre ○ Post ○ FBS | | | | |
| Notes : | | | | | | | | | | | |
| | ○ AM ○ PM | | | | | | ○ Pre ○ Post ○ FBS | | | | |
| Notes : | | | | | | | | | | | |
| | ○ AM ○ PM | | | | | | ○ Pre ○ Post ○ FBS | | | | |
| Notes : | | | | | | | | | | | |
| | ○ AM ○ PM | | | | | | ○ Pre ○ Post ○ FBS | | | | |
| Notes : | | | | | | | | | | | |
| | ○ AM ○ PM | | | | | | ○ Pre ○ Post ○ FBS | | | | |
| Notes : | | | | | | | | | | | |
| | ○ AM ○ PM | | | | | | ○ Pre ○ Post ○ FBS | | | | |
| Notes : | | | | | | | | | | | |
| | ○ AM ○ PM | | | | | | ○ Pre ○ Post ○ FBS | | | | |
| Notes : | | | | | | | | | | | |
| | ○ AM ○ PM | | | | | | ○ Pre ○ Post ○ FBS | | | | |
| Notes : | | | | | | | | | | | |

▶ .......................................................................................................

**Month:** ..........................

**Year :** ..........................

| Date | Time | SYS | DIA | Blood Pressure | Heart Rate | Respiratory Rate | Oxygen Level | Blood Sugar (Pre/Post Meal or Fasting) | Temperature °C | °F | Weight | Notes |
|------|------|-----|-----|----------------|------------|------------------|--------------|------------------------------------------|----------------|-----|--------|-------|
| | ○ AM ○ PM | | | | | | | ○ Pre ○ Post ○ FBS | | | | |
| Notes : | | | | | | | | | | | | |
| | ○ AM ○ PM | | | | | | | ○ Pre ○ Post ○ FBS | | | | |
| Notes : | | | | | | | | | | | | |
| | ○ AM ○ PM | | | | | | | ○ Pre ○ Post ○ FBS | | | | |
| Notes : | | | | | | | | | | | | |
| | ○ AM ○ PM | | | | | | | ○ Pre ○ Post ○ FBS | | | | |
| Notes : | | | | | | | | | | | | |
| | ○ AM ○ PM | | | | | | | ○ Pre ○ Post ○ FBS | | | | |
| Notes : | | | | | | | | | | | | |
| | ○ AM ○ PM | | | | | | | ○ Pre ○ Post ○ FBS | | | | |
| Notes : | | | | | | | | | | | | |
| | ○ AM ○ PM | | | | | | | ○ Pre ○ Post ○ FBS | | | | |
| Notes : | | | | | | | | | | | | |
| | ○ AM ○ PM | | | | | | | ○ Pre ○ Post ○ FBS | | | | |
| Notes : | | | | | | | | | | | | |
| | ○ AM ○ PM | | | | | | | ○ Pre ○ Post ○ FBS | | | | |
| Notes : | | | | | | | | | | | | |
| | ○ AM ○ PM | | | | | | | ○ Pre ○ Post ○ FBS | | | | |
| Notes : | | | | | | | | | | | | |
| | ○ AM ○ PM | | | | | | | ○ Pre ○ Post ○ FBS | | | | |
| Notes : | | | | | | | | | | | | |
| | ○ AM ○ PM | | | | | | | ○ Pre ○ Post ○ FBS | | | | |
| Notes : | | | | | | | | | | | | |
| | ○ AM ○ PM | | | | | | | ○ Pre ○ Post ○ FBS | | | | |
| Notes : | | | | | | | | | | | | |
| | ○ AM ○ PM | | | | | | | ○ Pre ○ Post ○ FBS | | | | |
| Notes : | | | | | | | | | | | | |

►
..........................................................................................................................................

**Month:** ......................................

**Year :** ......................................

| Date | Time | SYS | DIA (Blood Pressure) | Heart Rate | Respiratory Rate | Oxygen Level | Blood Sugar (Pre/Post Meal or Fasting) | Temperature °C | °F | Weight | Notes |
|------|------|-----|-----|-----|-----|-----|-----|-----|-----|-----|-------|
| | ○ AM ○ PM | | | | | | ○ Pre ○ Post ○ FBS | | | | |
| Notes : | | | | | | | | | | | |
| | ○ AM ○ PM | | | | | | ○ Pre ○ Post ○ FBS | | | | |
| Notes : | | | | | | | | | | | |
| | ○ AM ○ PM | | | | | | ○ Pre ○ Post ○ FBS | | | | |
| Notes : | | | | | | | | | | | |
| | ○ AM ○ PM | | | | | | ○ Pre ○ Post ○ FBS | | | | |
| Notes : | | | | | | | | | | | |
| | ○ AM ○ PM | | | | | | ○ Pre ○ Post ○ FBS | | | | |
| Notes : | | | | | | | | | | | |
| | ○ AM ○ PM | | | | | | ○ Pre ○ Post ○ FBS | | | | |
| Notes : | | | | | | | | | | | |
| | ○ AM ○ PM | | | | | | ○ Pre ○ Post ○ FBS | | | | |
| Notes : | | | | | | | | | | | |
| | ○ AM ○ PM | | | | | | ○ Pre ○ Post ○ FBS | | | | |
| Notes : | | | | | | | | | | | |
| | ○ AM ○ PM | | | | | | ○ Pre ○ Post ○ FBS | | | | |
| Notes : | | | | | | | | | | | |
| | ○ AM ○ PM | | | | | | ○ Pre ○ Post ○ FBS | | | | |
| Notes : | | | | | | | | | | | |
| | ○ AM ○ PM | | | | | | ○ Pre ○ Post ○ FBS | | | | |
| Notes : | | | | | | | | | | | |
| | ○ AM ○ PM | | | | | | ○ Pre ○ Post ○ FBS | | | | |
| Notes : | | | | | | | | | | | |
| | ○ AM ○ PM | | | | | | ○ Pre ○ Post ○ FBS | | | | |
| Notes : | | | | | | | | | | | |
| | ○ AM ○ PM | | | | | | ○ Pre ○ Post ○ FBS | | | | |
| Notes : | | | | | | | | | | | |

▶
.......................................................................................................

**Month:** .............................

**Year  :** .........................

| Date | Time | SYS | Blood Pressure DIA | Heart Rate | Respiratory Rate | Oxygen Level | Blood Sugar (Pre/Post Meal or Fasting) | Temperature °C | °F | Weight | Notes |
|------|------|-----|-----|-----|-----|-----|-----|-----|-----|-----|-----|
| | ○ AM ○ PM | | | | | | ○ Pre ○ Post ○ FBS | | | | |
| Notes : | | | | | | | | | | | |
| | ○ AM ○ PM | | | | | | ○ Pre ○ Post ○ FBS | | | | |
| Notes : | | | | | | | | | | | |
| | ○ AM ○ PM | | | | | | ○ Pre ○ Post ○ FBS | | | | |
| Notes : | | | | | | | | | | | |
| | ○ AM ○ PM | | | | | | ○ Pre ○ Post ○ FBS | | | | |
| Notes : | | | | | | | | | | | |
| | ○ AM ○ PM | | | | | | ○ Pre ○ Post ○ FBS | | | | |
| Notes : | | | | | | | | | | | |
| | ○ AM ○ PM | | | | | | ○ Pre ○ Post ○ FBS | | | | |
| Notes : | | | | | | | | | | | |
| | ○ AM ○ PM | | | | | | ○ Pre ○ Post ○ FBS | | | | |
| Notes : | | | | | | | | | | | |
| | ○ AM ○ PM | | | | | | ○ Pre ○ Post ○ FBS | | | | |
| Notes : | | | | | | | | | | | |
| | ○ AM ○ PM | | | | | | ○ Pre ○ Post ○ FBS | | | | |
| Notes : | | | | | | | | | | | |
| | ○ AM ○ PM | | | | | | ○ Pre ○ Post ○ FBS | | | | |
| Notes : | | | | | | | | | | | |
| | ○ AM ○ PM | | | | | | ○ Pre ○ Post ○ FBS | | | | |
| Notes : | | | | | | | | | | | |
| | ○ AM ○ PM | | | | | | ○ Pre ○ Post ○ FBS | | | | |
| Notes : | | | | | | | | | | | |
| | ○ AM ○ PM | | | | | | ○ Pre ○ Post ○ FBS | | | | |
| Notes : | | | | | | | | | | | |
| | ○ AM ○ PM | | | | | | ○ Pre ○ Post ○ FBS | | | | |
| Notes : | | | | | | | | | | | |

▶ ......................................................................................................

**Month:** ...........................

**Year :** ........................

| Date | Time | SYS | DIA | Blood Pressure | Heart Rate | Respiratory Rate | Oxygen Level | Blood Sugar (Pre/Post Meal or Fasting) | Temperature °C | °F | Weight | Notes |
|------|------|-----|-----|----------------|------------|------------------|--------------|----------------------------------------|----------------|-----|--------|-------|
| | ○ AM ○ PM | | | | | | | ○ Pre ○ Post ○ FBS | | | | |
| Notes : | | | | | | | | | | | | |
| | ○ AM ○ PM | | | | | | | ○ Pre ○ Post ○ FBS | | | | |
| Notes : | | | | | | | | | | | | |
| | ○ AM ○ PM | | | | | | | ○ Pre ○ Post ○ FBS | | | | |
| Notes : | | | | | | | | | | | | |
| | ○ AM ○ PM | | | | | | | ○ Pre ○ Post ○ FBS | | | | |
| Notes : | | | | | | | | | | | | |
| | ○ AM ○ PM | | | | | | | ○ Pre ○ Post ○ FBS | | | | |
| Notes : | | | | | | | | | | | | |
| | ○ AM ○ PM | | | | | | | ○ Pre ○ Post ○ FBS | | | | |
| Notes : | | | | | | | | | | | | |
| | ○ AM ○ PM | | | | | | | ○ Pre ○ Post ○ FBS | | | | |
| Notes : | | | | | | | | | | | | |
| | ○ AM ○ PM | | | | | | | ○ Pre ○ Post ○ FBS | | | | |
| Notes : | | | | | | | | | | | | |
| | ○ AM ○ PM | | | | | | | ○ Pre ○ Post ○ FBS | | | | |
| Notes : | | | | | | | | | | | | |
| | ○ AM ○ PM | | | | | | | ○ Pre ○ Post ○ FBS | | | | |
| Notes : | | | | | | | | | | | | |
| | ○ AM ○ PM | | | | | | | ○ Pre ○ Post ○ FBS | | | | |
| Notes : | | | | | | | | | | | | |
| | ○ AM ○ PM | | | | | | | ○ Pre ○ Post ○ FBS | | | | |
| Notes : | | | | | | | | | | | | |
| | ○ AM ○ PM | | | | | | | ○ Pre ○ Post ○ FBS | | | | |
| Notes : | | | | | | | | | | | | |
| | ○ AM ○ PM | | | | | | | ○ Pre ○ Post ○ FBS | | | | |
| Notes : | | | | | | | | | | | | |

►
..................................................................................................................

**Month:** ...........................

**Year :** ...........................

| Date | Time | SYS | DIA | Blood Pressure / Heart Rate | Respiratory Rate | Oxygen Level | Blood Sugar (Pre/Post Meal or Fasting) | °C | °F Temperature | Weight | Notes |
|---|---|---|---|---|---|---|---|---|---|---|---|
| | ○AM ○PM | | | | | | ○Pre ○Post ○FBS | | | | |
| Notes : | | | | | | | | | | | |
| | ○AM ○PM | | | | | | ○Pre ○Post ○FBS | | | | |
| Notes : | | | | | | | | | | | |
| | ○AM ○PM | | | | | | ○Pre ○Post ○FBS | | | | |
| Notes : | | | | | | | | | | | |
| | ○AM ○PM | | | | | | ○Pre ○Post ○FBS | | | | |
| Notes : | | | | | | | | | | | |
| | ○AM ○PM | | | | | | ○Pre ○Post ○FBS | | | | |
| Notes : | | | | | | | | | | | |
| | ○AM ○PM | | | | | | ○Pre ○Post ○FBS | | | | |
| Notes : | | | | | | | | | | | |
| | ○AM ○PM | | | | | | ○Pre ○Post ○FBS | | | | |
| Notes : | | | | | | | | | | | |
| | ○AM ○PM | | | | | | ○Pre ○Post ○FBS | | | | |
| Notes : | | | | | | | | | | | |
| | ○AM ○PM | | | | | | ○Pre ○Post ○FBS | | | | |
| Notes : | | | | | | | | | | | |
| | ○AM ○PM | | | | | | ○Pre ○Post ○FBS | | | | |
| Notes : | | | | | | | | | | | |
| | ○AM ○PM | | | | | | ○Pre ○Post ○FBS | | | | |
| Notes : | | | | | | | | | | | |
| | ○AM ○PM | | | | | | ○Pre ○Post ○FBS | | | | |
| Notes : | | | | | | | | | | | |
| | ○AM ○PM | | | | | | ○Pre ○Post ○FBS | | | | |
| Notes : | | | | | | | | | | | |
| | ○AM ○PM | | | | | | ○Pre ○Post ○FBS | | | | |
| Notes : | | | | | | | | | | | |

▶

**Month:** ..........................

**Year :** ..........................

| Date | Time | SYS | DIA | Blood Pressure | Heart Rate | Respiratory Rate | Oxygen Level | Blood Sugar (Pre/Post Meal or Fasting) | Temperature °C | °F | Weight | Notes |
|------|------|-----|-----|------|------|------|------|------|------|------|------|------|
| | ○AM ○PM | | | | | | | ○Pre ○Post ○FBS | | | | |
| Notes : | | | | | | | | | | | | |
| | ○AM ○PM | | | | | | | ○Pre ○Post ○FBS | | | | |
| Notes : | | | | | | | | | | | | |
| | ○AM ○PM | | | | | | | ○Pre ○Post ○FBS | | | | |
| Notes : | | | | | | | | | | | | |
| | ○AM ○PM | | | | | | | ○Pre ○Post ○FBS | | | | |
| Notes : | | | | | | | | | | | | |
| | ○AM ○PM | | | | | | | ○Pre ○Post ○FBS | | | | |
| Notes : | | | | | | | | | | | | |
| | ○AM ○PM | | | | | | | ○Pre ○Post ○FBS | | | | |
| Notes : | | | | | | | | | | | | |
| | ○AM ○PM | | | | | | | ○Pre ○Post ○FBS | | | | |
| Notes : | | | | | | | | | | | | |
| | ○AM ○PM | | | | | | | ○Pre ○Post ○FBS | | | | |
| Notes : | | | | | | | | | | | | |
| | ○AM ○PM | | | | | | | ○Pre ○Post ○FBS | | | | |
| Notes : | | | | | | | | | | | | |
| | ○AM ○PM | | | | | | | ○Pre ○Post ○FBS | | | | |
| Notes : | | | | | | | | | | | | |
| | ○AM ○PM | | | | | | | ○Pre ○Post ○FBS | | | | |
| Notes : | | | | | | | | | | | | |
| | ○AM ○PM | | | | | | | ○Pre ○Post ○FBS | | | | |
| Notes : | | | | | | | | | | | | |
| | ○AM ○PM | | | | | | | ○Pre ○Post ○FBS | | | | |
| Notes : | | | | | | | | | | | | |
| | ○AM ○PM | | | | | | | ○Pre ○Post ○FBS | | | | |
| Notes : | | | | | | | | | | | | |

▶

Month:

Year :

| Date | Time | Blood Pressure | | Heart Rate | Respiratory Rate | Oxygen Level | Blood Sugar (Pre/Post Meal or Fasting) | Temperature | | Weight | Notes |
|------|------|------|------|------|------|------|------|------|------|------|------|
| | | SYS | DIA | | | | | °C | °F | | |
| | ○ AM ○ PM | | | | | | ○ Pre ○ Post ○ FBS | | | | |
| Notes : | | | | | | | | | | | |
| | ○ AM ○ PM | | | | | | ○ Pre ○ Post ○ FBS | | | | |
| Notes : | | | | | | | | | | | |
| | ○ AM ○ PM | | | | | | ○ Pre ○ Post ○ FBS | | | | |
| Notes : | | | | | | | | | | | |
| | ○ AM ○ PM | | | | | | ○ Pre ○ Post ○ FBS | | | | |
| Notes : | | | | | | | | | | | |
| | ○ AM ○ PM | | | | | | ○ Pre ○ Post ○ FBS | | | | |
| Notes : | | | | | | | | | | | |
| | ○ AM ○ PM | | | | | | ○ Pre ○ Post ○ FBS | | | | |
| Notes : | | | | | | | | | | | |
| | ○ AM ○ PM | | | | | | ○ Pre ○ Post ○ FBS | | | | |
| Notes : | | | | | | | | | | | |
| | ○ AM ○ PM | | | | | | ○ Pre ○ Post ○ FBS | | | | |
| Notes : | | | | | | | | | | | |
| | ○ AM ○ PM | | | | | | ○ Pre ○ Post ○ FBS | | | | |
| Notes : | | | | | | | | | | | |
| | ○ AM ○ PM | | | | | | ○ Pre ○ Post ○ FBS | | | | |
| Notes : | | | | | | | | | | | |
| | ○ AM ○ PM | | | | | | ○ Pre ○ Post ○ FBS | | | | |
| Notes : | | | | | | | | | | | |
| | ○ AM ○ PM | | | | | | ○ Pre ○ Post ○ FBS | | | | |
| Notes : | | | | | | | | | | | |
| | ○ AM ○ PM | | | | | | ○ Pre ○ Post ○ FBS | | | | |
| Notes : | | | | | | | | | | | |
| | ○ AM ○ PM | | | | | | ○ Pre ○ Post ○ FBS | | | | |
| Notes : | | | | | | | | | | | |

▶

**Month:** ............................

**Year :** ............................

| Date | Time | Blood Pressure SYS | Blood Pressure DIA | Heart Rate | Respiratory Rate | Oxygen Level | Blood Sugar (Pre/Post Meal or Fasting) | Temperature °C | Temperature °F | Weight | Notes |
|------|------|-----|-----|-----|-----|-----|-----|-----|-----|-----|-----|
| | ○ AM ○ PM | | | | | | ○ Pre ○ Post ○ FBS | | | | |
| Notes : | | | | | | | | | | | |
| | ○ AM ○ PM | | | | | | ○ Pre ○ Post ○ FBS | | | | |
| Notes : | | | | | | | | | | | |
| | ○ AM ○ PM | | | | | | ○ Pre ○ Post ○ FBS | | | | |
| Notes : | | | | | | | | | | | |
| | ○ AM ○ PM | | | | | | ○ Pre ○ Post ○ FBS | | | | |
| Notes : | | | | | | | | | | | |
| | ○ AM ○ PM | | | | | | ○ Pre ○ Post ○ FBS | | | | |
| Notes : | | | | | | | | | | | |
| | ○ AM ○ PM | | | | | | ○ Pre ○ Post ○ FBS | | | | |
| Notes : | | | | | | | | | | | |
| | ○ AM ○ PM | | | | | | ○ Pre ○ Post ○ FBS | | | | |
| Notes : | | | | | | | | | | | |
| | ○ AM ○ PM | | | | | | ○ Pre ○ Post ○ FBS | | | | |
| Notes : | | | | | | | | | | | |
| | ○ AM ○ PM | | | | | | ○ Pre ○ Post ○ FBS | | | | |
| Notes : | | | | | | | | | | | |
| | ○ AM ○ PM | | | | | | ○ Pre ○ Post ○ FBS | | | | |
| Notes : | | | | | | | | | | | |
| | ○ AM ○ PM | | | | | | ○ Pre ○ Post ○ FBS | | | | |
| Notes : | | | | | | | | | | | |
| | ○ AM ○ PM | | | | | | ○ Pre ○ Post ○ FBS | | | | |
| Notes : | | | | | | | | | | | |
| | ○ AM ○ PM | | | | | | ○ Pre ○ Post ○ FBS | | | | |
| Notes : | | | | | | | | | | | |
| | ○ AM ○ PM | | | | | | ○ Pre ○ Post ○ FBS | | | | |
| Notes : | | | | | | | | | | | |

▶

**Month:** .........................

**Year :** .........................

| Date | Time | SYS | DIA | Blood Pressure | Heart Rate | Respiratory Rate | Oxygen Level | Blood Sugar (Pre/Post Meal or Fasting) | °C | °F | Temperature | Weight | Notes |
|------|------|-----|-----|----------------|------------|------------------|--------------|----------------------------------------|-----|-----|-------------|--------|-------|
| | ○ AM ○ PM | | | | | | | ○ Pre ○ Post ○ FBS | | | | | |
| Notes : | | | | | | | | | | | | | |
| | ○ AM ○ PM | | | | | | | ○ Pre ○ Post ○ FBS | | | | | |
| Notes : | | | | | | | | | | | | | |
| | ○ AM ○ PM | | | | | | | ○ Pre ○ Post ○ FBS | | | | | |
| Notes : | | | | | | | | | | | | | |
| | ○ AM ○ PM | | | | | | | ○ Pre ○ Post ○ FBS | | | | | |
| Notes : | | | | | | | | | | | | | |
| | ○ AM ○ PM | | | | | | | ○ Pre ○ Post ○ FBS | | | | | |
| Notes : | | | | | | | | | | | | | |
| | ○ AM ○ PM | | | | | | | ○ Pre ○ Post ○ FBS | | | | | |
| Notes : | | | | | | | | | | | | | |
| | ○ AM ○ PM | | | | | | | ○ Pre ○ Post ○ FBS | | | | | |
| Notes : | | | | | | | | | | | | | |
| | ○ AM ○ PM | | | | | | | ○ Pre ○ Post ○ FBS | | | | | |
| Notes : | | | | | | | | | | | | | |
| | ○ AM ○ PM | | | | | | | ○ Pre ○ Post ○ FBS | | | | | |
| Notes : | | | | | | | | | | | | | |
| | ○ AM ○ PM | | | | | | | ○ Pre ○ Post ○ FBS | | | | | |
| Notes : | | | | | | | | | | | | | |
| | ○ AM ○ PM | | | | | | | ○ Pre ○ Post ○ FBS | | | | | |
| Notes : | | | | | | | | | | | | | |
| | ○ AM ○ PM | | | | | | | ○ Pre ○ Post ○ FBS | | | | | |
| Notes : | | | | | | | | | | | | | |
| | ○ AM ○ PM | | | | | | | ○ Pre ○ Post ○ FBS | | | | | |
| Notes : | | | | | | | | | | | | | |
| | ○ AM ○ PM | | | | | | | ○ Pre ○ Post ○ FBS | | | | | |
| Notes : | | | | | | | | | | | | | |

▶

**Month:** ....................

**Year :** ....................

| Date | Time | SYS | DIA | Blood Pressure | Heart Rate | Respiratory Rate | Oxygen Level | Blood Sugar (Pre/Post Meal or Fasting) | °C | °F | Temperature / Weight | Notes |
|------|------|-----|-----|----------------|-----------|-----------------|--------------|----------------------------------------|-----|-----|---------------------|-------|
| | ○ AM ○ PM | | | | | | | ○ Pre ○ Post ○ FBS | | | | |
| Notes : | | | | | | | | | | | | |
| | ○ AM ○ PM | | | | | | | ○ Pre ○ Post ○ FBS | | | | |
| Notes : | | | | | | | | | | | | |
| | ○ AM ○ PM | | | | | | | ○ Pre ○ Post ○ FBS | | | | |
| Notes : | | | | | | | | | | | | |
| | ○ AM ○ PM | | | | | | | ○ Pre ○ Post ○ FBS | | | | |
| Notes : | | | | | | | | | | | | |
| | ○ AM ○ PM | | | | | | | ○ Pre ○ Post ○ FBS | | | | |
| Notes : | | | | | | | | | | | | |
| | ○ AM ○ PM | | | | | | | ○ Pre ○ Post ○ FBS | | | | |
| Notes : | | | | | | | | | | | | |
| | ○ AM ○ PM | | | | | | | ○ Pre ○ Post ○ FBS | | | | |
| Notes : | | | | | | | | | | | | |
| | ○ AM ○ PM | | | | | | | ○ Pre ○ Post ○ FBS | | | | |
| Notes : | | | | | | | | | | | | |
| | ○ AM ○ PM | | | | | | | ○ Pre ○ Post ○ FBS | | | | |
| Notes : | | | | | | | | | | | | |
| | ○ AM ○ PM | | | | | | | ○ Pre ○ Post ○ FBS | | | | |
| Notes : | | | | | | | | | | | | |
| | ○ AM ○ PM | | | | | | | ○ Pre ○ Post ○ FBS | | | | |
| Notes : | | | | | | | | | | | | |
| | ○ AM ○ PM | | | | | | | ○ Pre ○ Post ○ FBS | | | | |
| Notes : | | | | | | | | | | | | |
| | ○ AM ○ PM | | | | | | | ○ Pre ○ Post ○ FBS | | | | |
| Notes : | | | | | | | | | | | | |
| | ○ AM ○ PM | | | | | | | ○ Pre ○ Post ○ FBS | | | | |
| Notes : | | | | | | | | | | | | |

▶
......................................................................................................................

**Month:** ............................

**Year :** ............................

| Date | Time | SYS | DIA | Blood Pressure | Heart Rate | Respiratory Rate | Oxygen Level | Blood Sugar (Pre/Post Meal or Fasting) | °C | °F | Weight | Notes |
|------|------|-----|-----|----------------|------------|------------------|--------------|----------------------------------------|----|----|--------|-------|
| | ○ AM ○ PM | | | | | | | ○ Pre ○ Post ○ FBS | | | | |
| Notes : | | | | | | | | | | | | |
| | ○ AM ○ PM | | | | | | | ○ Pre ○ Post ○ FBS | | | | |
| Notes : | | | | | | | | | | | | |
| | ○ AM ○ PM | | | | | | | ○ Pre ○ Post ○ FBS | | | | |
| Notes : | | | | | | | | | | | | |
| | ○ AM ○ PM | | | | | | | ○ Pre ○ Post ○ FBS | | | | |
| Notes : | | | | | | | | | | | | |
| | ○ AM ○ PM | | | | | | | ○ Pre ○ Post ○ FBS | | | | |
| Notes : | | | | | | | | | | | | |
| | ○ AM ○ PM | | | | | | | ○ Pre ○ Post ○ FBS | | | | |
| Notes : | | | | | | | | | | | | |
| | ○ AM ○ PM | | | | | | | ○ Pre ○ Post ○ FBS | | | | |
| Notes : | | | | | | | | | | | | |
| | ○ AM ○ PM | | | | | | | ○ Pre ○ Post ○ FBS | | | | |
| Notes : | | | | | | | | | | | | |
| | ○ AM ○ PM | | | | | | | ○ Pre ○ Post ○ FBS | | | | |
| Notes : | | | | | | | | | | | | |
| | ○ AM ○ PM | | | | | | | ○ Pre ○ Post ○ FBS | | | | |
| Notes : | | | | | | | | | | | | |
| | ○ AM ○ PM | | | | | | | ○ Pre ○ Post ○ FBS | | | | |
| Notes : | | | | | | | | | | | | |
| | ○ AM ○ PM | | | | | | | ○ Pre ○ Post ○ FBS | | | | |
| Notes : | | | | | | | | | | | | |
| | ○ AM ○ PM | | | | | | | ○ Pre ○ Post ○ FBS | | | | |
| Notes : | | | | | | | | | | | | |
| | ○ AM ○ PM | | | | | | | ○ Pre ○ Post ○ FBS | | | | |
| Notes : | | | | | | | | | | | | |

**Month:** ........................

**Year :** ........................

| Date | Time | Blood Pressure SYS | Blood Pressure DIA | Heart Rate | Respiratory Rate | Oxygen Level | Blood Sugar (Pre/Post Meal or Fasting) | Temperature °C | Temperature °F | Weight | Notes |
|---|---|---|---|---|---|---|---|---|---|---|---|
| | ○ AM ○ PM | | | | | | ○ Pre ○ Post ○ FBS | | | | |
| Notes : | | | | | | | | | | | |
| | ○ AM ○ PM | | | | | | ○ Pre ○ Post ○ FBS | | | | |
| Notes : | | | | | | | | | | | |
| | ○ AM ○ PM | | | | | | ○ Pre ○ Post ○ FBS | | | | |
| Notes : | | | | | | | | | | | |
| | ○ AM ○ PM | | | | | | ○ Pre ○ Post ○ FBS | | | | |
| Notes : | | | | | | | | | | | |
| | ○ AM ○ PM | | | | | | ○ Pre ○ Post ○ FBS | | | | |
| Notes : | | | | | | | | | | | |
| | ○ AM ○ PM | | | | | | ○ Pre ○ Post ○ FBS | | | | |
| Notes : | | | | | | | | | | | |
| | ○ AM ○ PM | | | | | | ○ Pre ○ Post ○ FBS | | | | |
| Notes : | | | | | | | | | | | |
| | ○ AM ○ PM | | | | | | ○ Pre ○ Post ○ FBS | | | | |
| Notes : | | | | | | | | | | | |
| | ○ AM ○ PM | | | | | | ○ Pre ○ Post ○ FBS | | | | |
| Notes : | | | | | | | | | | | |
| | ○ AM ○ PM | | | | | | ○ Pre ○ Post ○ FBS | | | | |
| Notes : | | | | | | | | | | | |
| | ○ AM ○ PM | | | | | | ○ Pre ○ Post ○ FBS | | | | |
| Notes : | | | | | | | | | | | |
| | ○ AM ○ PM | | | | | | ○ Pre ○ Post ○ FBS | | | | |
| Notes : | | | | | | | | | | | |
| | ○ AM ○ PM | | | | | | ○ Pre ○ Post ○ FBS | | | | |
| Notes : | | | | | | | | | | | |
| | ○ AM ○ PM | | | | | | ○ Pre ○ Post ○ FBS | | | | |
| Notes : | | | | | | | | | | | |

▶ ..................................................................................................................

**Month:** ...............................

**Year :** .......................

| Date | Time | SYS | DIA | Heart Rate | Respiratory Rate | Oxygen Level | Blood Sugar (Pre/Post Meal or Fasting) | °C | °F | Weight | Notes |
|------|------|-----|-----|------------|------------------|--------------|----------------------------------------|----|----|--------|-------|
| | ○ AM ○ PM | | | | | | ○ Pre ○ Post ○ FBS | | | | |
| Notes : | | | | | | | | | | | |
| | ○ AM ○ PM | | | | | | ○ Pre ○ Post ○ FBS | | | | |
| Notes : | | | | | | | | | | | |
| | ○ AM ○ PM | | | | | | ○ Pre ○ Post ○ FBS | | | | |
| Notes : | | | | | | | | | | | |
| | ○ AM ○ PM | | | | | | ○ Pre ○ Post ○ FBS | | | | |
| Notes : | | | | | | | | | | | |
| | ○ AM ○ PM | | | | | | ○ Pre ○ Post ○ FBS | | | | |
| Notes : | | | | | | | | | | | |
| | ○ AM ○ PM | | | | | | ○ Pre ○ Post ○ FBS | | | | |
| Notes : | | | | | | | | | | | |
| | ○ AM ○ PM | | | | | | ○ Pre ○ Post ○ FBS | | | | |
| Notes : | | | | | | | | | | | |
| | ○ AM ○ PM | | | | | | ○ Pre ○ Post ○ FBS | | | | |
| Notes : | | | | | | | | | | | |
| | ○ AM ○ PM | | | | | | ○ Pre ○ Post ○ FBS | | | | |
| Notes : | | | | | | | | | | | |
| | ○ AM ○ PM | | | | | | ○ Pre ○ Post ○ FBS | | | | |
| Notes : | | | | | | | | | | | |
| | ○ AM ○ PM | | | | | | ○ Pre ○ Post ○ FBS | | | | |
| Notes : | | | | | | | | | | | |
| | ○ AM ○ PM | | | | | | ○ Pre ○ Post ○ FBS | | | | |
| Notes : | | | | | | | | | | | |
| | ○ AM ○ PM | | | | | | ○ Pre ○ Post ○ FBS | | | | |
| Notes : | | | | | | | | | | | |
| | ○ AM ○ PM | | | | | | ○ Pre ○ Post ○ FBS | | | | |
| Notes : | | | | | | | | | | | |

▶ .......................................................................................................

**Month:** ............................

**Year :** ............................

| Date | Time | Blood Pressure | | Heart Rate | Respiratory Rate | Oxygen Level | Blood Sugar (Pre/Post Meal or Fasting) | Temperature | | Weight | Notes |
| | | SYS | DIA | | | | | °C | °F | | |
|------|------|-----|-----|------------|------------------|--------------|----------------------------------------|----|----|--------|-------|
| | ○ AM ○ PM | | | | | | ○ Pre ○ Post ○ FBS | | | | |
| Notes : | | | | | | | | | | | |
| | ○ AM ○ PM | | | | | | ○ Pre ○ Post ○ FBS | | | | |
| Notes : | | | | | | | | | | | |
| | ○ AM ○ PM | | | | | | ○ Pre ○ Post ○ FBS | | | | |
| Notes : | | | | | | | | | | | |
| | ○ AM ○ PM | | | | | | ○ Pre ○ Post ○ FBS | | | | |
| Notes : | | | | | | | | | | | |
| | ○ AM ○ PM | | | | | | ○ Pre ○ Post ○ FBS | | | | |
| Notes : | | | | | | | | | | | |
| | ○ AM ○ PM | | | | | | ○ Pre ○ Post ○ FBS | | | | |
| Notes : | | | | | | | | | | | |
| | ○ AM ○ PM | | | | | | ○ Pre ○ Post ○ FBS | | | | |
| Notes : | | | | | | | | | | | |
| | ○ AM ○ PM | | | | | | ○ Pre ○ Post ○ FBS | | | | |
| Notes : | | | | | | | | | | | |
| | ○ AM ○ PM | | | | | | ○ Pre ○ Post ○ FBS | | | | |
| Notes : | | | | | | | | | | | |
| | ○ AM ○ PM | | | | | | ○ Pre ○ Post ○ FBS | | | | |
| Notes : | | | | | | | | | | | |
| | ○ AM ○ PM | | | | | | ○ Pre ○ Post ○ FBS | | | | |
| Notes : | | | | | | | | | | | |
| | ○ AM ○ PM | | | | | | ○ Pre ○ Post ○ FBS | | | | |
| Notes : | | | | | | | | | | | |
| | ○ AM ○ PM | | | | | | ○ Pre ○ Post ○ FBS | | | | |
| Notes : | | | | | | | | | | | |
| | ○ AM ○ PM | | | | | | ○ Pre ○ Post ○ FBS | | | | |
| Notes : | | | | | | | | | | | |

▶
..................................................................................................................

**Month:** ............................

**Year :** ............................

| Date | Time | SYS | DIA | Heart Rate | Respiratory Rate | Oxygen Level | Blood Sugar (Pre/Post Meal or Fasting) | °C | °F | Weight | Notes |
|------|------|-----|-----|------------|------------------|--------------|----------------------------------------|-----|-----|--------|-------|
| | ○ AM ○ PM | | | | | | ○ Pre ○ Post ○ FBS | | | | |
| Notes : | | | | | | | | | | | |
| | ○ AM ○ PM | | | | | | ○ Pre ○ Post ○ FBS | | | | |
| Notes : | | | | | | | | | | | |
| | ○ AM ○ PM | | | | | | ○ Pre ○ Post ○ FBS | | | | |
| Notes : | | | | | | | | | | | |
| | ○ AM ○ PM | | | | | | ○ Pre ○ Post ○ FBS | | | | |
| Notes : | | | | | | | | | | | |
| | ○ AM ○ PM | | | | | | ○ Pre ○ Post ○ FBS | | | | |
| Notes : | | | | | | | | | | | |
| | ○ AM ○ PM | | | | | | ○ Pre ○ Post ○ FBS | | | | |
| Notes : | | | | | | | | | | | |
| | ○ AM ○ PM | | | | | | ○ Pre ○ Post ○ FBS | | | | |
| Notes : | | | | | | | | | | | |
| | ○ AM ○ PM | | | | | | ○ Pre ○ Post ○ FBS | | | | |
| Notes : | | | | | | | | | | | |
| | ○ AM ○ PM | | | | | | ○ Pre ○ Post ○ FBS | | | | |
| Notes : | | | | | | | | | | | |
| | ○ AM ○ PM | | | | | | ○ Pre ○ Post ○ FBS | | | | |
| Notes : | | | | | | | | | | | |
| | ○ AM ○ PM | | | | | | ○ Pre ○ Post ○ FBS | | | | |
| Notes : | | | | | | | | | | | |
| | ○ AM ○ PM | | | | | | ○ Pre ○ Post ○ FBS | | | | |
| Notes : | | | | | | | | | | | |
| | ○ AM ○ PM | | | | | | ○ Pre ○ Post ○ FBS | | | | |
| Notes : | | | | | | | | | | | |
| | ○ AM ○ PM | | | | | | ○ Pre ○ Post ○ FBS | | | | |
| Notes : | | | | | | | | | | | |

▶

**Month:** ..........................

**Year :** ..........................

| Date | Time | SYS | DIA | Blood Pressure | Heart Rate | Respiratory Rate | Oxygen Level | Blood Sugar (Pre/Post Meal or Fasting) | °C | °F | Temperature | Weight | Notes |
|------|------|-----|-----|----------------|------------|------------------|--------------|----------------------------------------|-----|-----|-------------|--------|-------|
| | ○ AM ○ PM | | | | | | | ○ Pre ○ Post ○ FBS | | | | | |
| Notes : | | | | | | | | | | | | | |
| | ○ AM ○ PM | | | | | | | ○ Pre ○ Post ○ FBS | | | | | |
| Notes : | | | | | | | | | | | | | |
| | ○ AM ○ PM | | | | | | | ○ Pre ○ Post ○ FBS | | | | | |
| Notes : | | | | | | | | | | | | | |
| | ○ AM ○ PM | | | | | | | ○ Pre ○ Post ○ FBS | | | | | |
| Notes : | | | | | | | | | | | | | |
| | ○ AM ○ PM | | | | | | | ○ Pre ○ Post ○ FBS | | | | | |
| Notes : | | | | | | | | | | | | | |
| | ○ AM ○ PM | | | | | | | ○ Pre ○ Post ○ FBS | | | | | |
| Notes : | | | | | | | | | | | | | |
| | ○ AM ○ PM | | | | | | | ○ Pre ○ Post ○ FBS | | | | | |
| Notes : | | | | | | | | | | | | | |
| | ○ AM ○ PM | | | | | | | ○ Pre ○ Post ○ FBS | | | | | |
| Notes : | | | | | | | | | | | | | |
| | ○ AM ○ PM | | | | | | | ○ Pre ○ Post ○ FBS | | | | | |
| Notes : | | | | | | | | | | | | | |
| | ○ AM ○ PM | | | | | | | ○ Pre ○ Post ○ FBS | | | | | |
| Notes : | | | | | | | | | | | | | |
| | ○ AM ○ PM | | | | | | | ○ Pre ○ Post ○ FBS | | | | | |
| Notes : | | | | | | | | | | | | | |
| | ○ AM ○ PM | | | | | | | ○ Pre ○ Post ○ FBS | | | | | |
| Notes : | | | | | | | | | | | | | |
| | ○ AM ○ PM | | | | | | | ○ Pre ○ Post ○ FBS | | | | | |
| Notes : | | | | | | | | | | | | | |
| | ○ AM ○ PM | | | | | | | ○ Pre ○ Post ○ FBS | | | | | |
| Notes : | | | | | | | | | | | | | |

▶ ..................................................................................

**Month:** ...........................

**Year :** ...........................

| Date | Time | SYS | DIA | Blood Pressure | Heart Rate | Respiratory Rate | Oxygen Level | Blood Sugar (Pre/Post Meal or Fasting) | °C | °F | Temperature | Weight | Notes |
|------|------|-----|-----|----------------|------------|------------------|--------------|-----------------------------------------|-----|-----|-------------|--------|-------|
| | ○ AM ○ PM | | | | | | | ○ Pre ○ Post ○ FBS | | | | | |
| Notes : | | | | | | | | | | | | | |
| | ○ AM ○ PM | | | | | | | ○ Pre ○ Post ○ FBS | | | | | |
| Notes : | | | | | | | | | | | | | |
| | ○ AM ○ PM | | | | | | | ○ Pre ○ Post ○ FBS | | | | | |
| Notes : | | | | | | | | | | | | | |
| | ○ AM ○ PM | | | | | | | ○ Pre ○ Post ○ FBS | | | | | |
| Notes : | | | | | | | | | | | | | |
| | ○ AM ○ PM | | | | | | | ○ Pre ○ Post ○ FBS | | | | | |
| Notes : | | | | | | | | | | | | | |
| | ○ AM ○ PM | | | | | | | ○ Pre ○ Post ○ FBS | | | | | |
| Notes : | | | | | | | | | | | | | |
| | ○ AM ○ PM | | | | | | | ○ Pre ○ Post ○ FBS | | | | | |
| Notes : | | | | | | | | | | | | | |
| | ○ AM ○ PM | | | | | | | ○ Pre ○ Post ○ FBS | | | | | |
| Notes : | | | | | | | | | | | | | |
| | ○ AM ○ PM | | | | | | | ○ Pre ○ Post ○ FBS | | | | | |
| Notes : | | | | | | | | | | | | | |
| | ○ AM ○ PM | | | | | | | ○ Pre ○ Post ○ FBS | | | | | |
| Notes : | | | | | | | | | | | | | |
| | ○ AM ○ PM | | | | | | | ○ Pre ○ Post ○ FBS | | | | | |
| Notes : | | | | | | | | | | | | | |
| | ○ AM ○ PM | | | | | | | ○ Pre ○ Post ○ FBS | | | | | |
| Notes : | | | | | | | | | | | | | |
| | ○ AM ○ PM | | | | | | | ○ Pre ○ Post ○ FBS | | | | | |
| Notes : | | | | | | | | | | | | | |

►
......................................................................................................................................

**Month:** ...........................

**Year :** ...........................

| Date | Time | SYS | DIA (Blood Pressure) | Heart Rate | Respiratory Rate | Oxygen Level | Blood Sugar (Pre/Post Meal or Fasting) | °C | °F (Temperature) | Weight | Notes |
|------|------|-----|-----|-----|-----|-----|-----|-----|-----|-----|-----|
| | ○ AM  ○ PM | | | | | | ○ Pre  ○ Post  ○ FBS | | | | |
| Notes : | | | | | | | | | | | |
| | ○ AM  ○ PM | | | | | | ○ Pre  ○ Post  ○ FBS | | | | |
| Notes : | | | | | | | | | | | |
| | ○ AM  ○ PM | | | | | | ○ Pre  ○ Post  ○ FBS | | | | |
| Notes : | | | | | | | | | | | |
| | ○ AM  ○ PM | | | | | | ○ Pre  ○ Post  ○ FBS | | | | |
| Notes : | | | | | | | | | | | |
| | ○ AM  ○ PM | | | | | | ○ Pre  ○ Post  ○ FBS | | | | |
| Notes : | | | | | | | | | | | |
| | ○ AM  ○ PM | | | | | | ○ Pre  ○ Post  ○ FBS | | | | |
| Notes : | | | | | | | | | | | |
| | ○ AM  ○ PM | | | | | | ○ Pre  ○ Post  ○ FBS | | | | |
| Notes : | | | | | | | | | | | |
| | ○ AM  ○ PM | | | | | | ○ Pre  ○ Post  ○ FBS | | | | |
| Notes : | | | | | | | | | | | |
| | ○ AM  ○ PM | | | | | | ○ Pre  ○ Post  ○ FBS | | | | |
| Notes : | | | | | | | | | | | |
| | ○ AM  ○ PM | | | | | | ○ Pre  ○ Post  ○ FBS | | | | |
| Notes : | | | | | | | | | | | |
| | ○ AM  ○ PM | | | | | | ○ Pre  ○ Post  ○ FBS | | | | |
| Notes : | | | | | | | | | | | |
| | ○ AM  ○ PM | | | | | | ○ Pre  ○ Post  ○ FBS | | | | |
| Notes : | | | | | | | | | | | |
| | ○ AM  ○ PM | | | | | | ○ Pre  ○ Post  ○ FBS | | | | |
| Notes : | | | | | | | | | | | |
| | ○ AM  ○ PM | | | | | | ○ Pre  ○ Post  ○ FBS | | | | |
| Notes : | | | | | | | | | | | |

▶
..................................................................................................................

**Month:** ...............................

**Year :** ...............................

| Date | Time | SYS | DIA | Blood Pressure | Heart Rate | Respiratory Rate | Oxygen Level | Blood Sugar (Pre/Post Meal or Fasting) | °C | °F | Weight | Notes |
|------|------|-----|-----|----------------|------------|------------------|--------------|-----------------------------------------|-----|-----|--------|-------|
|  | ○ AM ○ PM |  |  |  |  |  |  | ○ Pre ○ Post ○ FBS |  |  |  |  |
| Notes : | | | | | | | | | | | | |
|  | ○ AM ○ PM |  |  |  |  |  |  | ○ Pre ○ Post ○ FBS |  |  |  |  |
| Notes : | | | | | | | | | | | | |
|  | ○ AM ○ PM |  |  |  |  |  |  | ○ Pre ○ Post ○ FBS |  |  |  |  |
| Notes : | | | | | | | | | | | | |
|  | ○ AM ○ PM |  |  |  |  |  |  | ○ Pre ○ Post ○ FBS |  |  |  |  |
| Notes : | | | | | | | | | | | | |
|  | ○ AM ○ PM |  |  |  |  |  |  | ○ Pre ○ Post ○ FBS |  |  |  |  |
| Notes : | | | | | | | | | | | | |
|  | ○ AM ○ PM |  |  |  |  |  |  | ○ Pre ○ Post ○ FBS |  |  |  |  |
| Notes : | | | | | | | | | | | | |
|  | ○ AM ○ PM |  |  |  |  |  |  | ○ Pre ○ Post ○ FBS |  |  |  |  |
| Notes : | | | | | | | | | | | | |
|  | ○ AM ○ PM |  |  |  |  |  |  | ○ Pre ○ Post ○ FBS |  |  |  |  |
| Notes : | | | | | | | | | | | | |
|  | ○ AM ○ PM |  |  |  |  |  |  | ○ Pre ○ Post ○ FBS |  |  |  |  |
| Notes : | | | | | | | | | | | | |
|  | ○ AM ○ PM |  |  |  |  |  |  | ○ Pre ○ Post ○ FBS |  |  |  |  |
| Notes : | | | | | | | | | | | | |
|  | ○ AM ○ PM |  |  |  |  |  |  | ○ Pre ○ Post ○ FBS |  |  |  |  |
| Notes : | | | | | | | | | | | | |
|  | ○ AM ○ PM |  |  |  |  |  |  | ○ Pre ○ Post ○ FBS |  |  |  |  |
| Notes : | | | | | | | | | | | | |
|  | ○ AM ○ PM |  |  |  |  |  |  | ○ Pre ○ Post ○ FBS |  |  |  |  |
| Notes : | | | | | | | | | | | | |
|  | ○ AM ○ PM |  |  |  |  |  |  | ○ Pre ○ Post ○ FBS |  |  |  |  |
| Notes : | | | | | | | | | | | | |

▶ .................................................................................................................

**Month:** ............................

**Year :** ............................

| Date | Time | SYS | DIA | Blood Pressure | Heart Rate | Respiratory Rate | Oxygen Level | Blood Sugar (Pre/Post Meal or Fasting) | °C | °F | Weight | Notes |
|------|------|-----|-----|---------------|-----------|-----------------|--------------|----------------------------------------|-----|-----|--------|-------|
| | ○ AM ○ PM | | | | | | | ○ Pre ○ Post ○ FBS | | | | |
| Notes : | | | | | | | | | | | | |
| | ○ AM ○ PM | | | | | | | ○ Pre ○ Post ○ FBS | | | | |
| Notes : | | | | | | | | | | | | |
| | ○ AM ○ PM | | | | | | | ○ Pre ○ Post ○ FBS | | | | |
| Notes : | | | | | | | | | | | | |
| | ○ AM ○ PM | | | | | | | ○ Pre ○ Post ○ FBS | | | | |
| Notes : | | | | | | | | | | | | |
| | ○ AM ○ PM | | | | | | | ○ Pre ○ Post ○ FBS | | | | |
| Notes : | | | | | | | | | | | | |
| | ○ AM ○ PM | | | | | | | ○ Pre ○ Post ○ FBS | | | | |
| Notes : | | | | | | | | | | | | |
| | ○ AM ○ PM | | | | | | | ○ Pre ○ Post ○ FBS | | | | |
| Notes : | | | | | | | | | | | | |
| | ○ AM ○ PM | | | | | | | ○ Pre ○ Post ○ FBS | | | | |
| Notes : | | | | | | | | | | | | |
| | ○ AM ○ PM | | | | | | | ○ Pre ○ Post ○ FBS | | | | |
| Notes : | | | | | | | | | | | | |
| | ○ AM ○ PM | | | | | | | ○ Pre ○ Post ○ FBS | | | | |
| Notes : | | | | | | | | | | | | |
| | ○ AM ○ PM | | | | | | | ○ Pre ○ Post ○ FBS | | | | |
| Notes : | | | | | | | | | | | | |
| | ○ AM ○ PM | | | | | | | ○ Pre ○ Post ○ FBS | | | | |
| Notes : | | | | | | | | | | | | |
| | ○ AM ○ PM | | | | | | | ○ Pre ○ Post ○ FBS | | | | |
| Notes : | | | | | | | | | | | | |
| | ○ AM ○ PM | | | | | | | ○ Pre ○ Post ○ FBS | | | | |
| Notes : | | | | | | | | | | | | |

▶
..............................................................................................................

**Month:** ......................

**Year :** ......................

| Date | Time | SYS | DIA | Blood Pressure | Heart Rate | Respiratory Rate | Oxygen Level | Blood Sugar (Pre/Post Meal or Fasting) | °C | °F | Temperature | Weight | Notes |
|------|------|-----|-----|----------------|------------|------------------|--------------|----------------------------------------|-----|-----|-------------|--------|-------|
|  | ○ AM ○ PM |  | | |  |  |  | ○ Pre ○ Post ○ FBS |  |  |  |  |  |
| Notes : | | | | | | | | | | | | | |
|  | ○ AM ○ PM |  | | |  |  |  | ○ Pre ○ Post ○ FBS |  |  |  |  |  |
| Notes : | | | | | | | | | | | | | |
|  | ○ AM ○ PM |  | | |  |  |  | ○ Pre ○ Post ○ FBS |  |  |  |  |  |
| Notes : | | | | | | | | | | | | | |
|  | ○ AM ○ PM |  | | |  |  |  | ○ Pre ○ Post ○ FBS |  |  |  |  |  |
| Notes : | | | | | | | | | | | | | |
|  | ○ AM ○ PM |  | | |  |  |  | ○ Pre ○ Post ○ FBS |  |  |  |  |  |
| Notes : | | | | | | | | | | | | | |
|  | ○ AM ○ PM |  | | |  |  |  | ○ Pre ○ Post ○ FBS |  |  |  |  |  |
| Notes : | | | | | | | | | | | | | |
|  | ○ AM ○ PM |  | | |  |  |  | ○ Pre ○ Post ○ FBS |  |  |  |  |  |
| Notes : | | | | | | | | | | | | | |
|  | ○ AM ○ PM |  | | |  |  |  | ○ Pre ○ Post ○ FBS |  |  |  |  |  |
| Notes : | | | | | | | | | | | | | |
|  | ○ AM ○ PM |  | | |  |  |  | ○ Pre ○ Post ○ FBS |  |  |  |  |  |
| Notes : | | | | | | | | | | | | | |
|  | ○ AM ○ PM |  | | |  |  |  | ○ Pre ○ Post ○ FBS |  |  |  |  |  |
| Notes : | | | | | | | | | | | | | |
|  | ○ AM ○ PM |  | | |  |  |  | ○ Pre ○ Post ○ FBS |  |  |  |  |  |
| Notes : | | | | | | | | | | | | | |
|  | ○ AM ○ PM |  | | |  |  |  | ○ Pre ○ Post ○ FBS |  |  |  |  |  |
| Notes : | | | | | | | | | | | | | |
|  | ○ AM ○ PM |  | | |  |  |  | ○ Pre ○ Post ○ FBS |  |  |  |  |  |
| Notes : | | | | | | | | | | | | | |
|  | ○ AM ○ PM |  | | |  |  |  | ○ Pre ○ Post ○ FBS |  |  |  |  |  |
| Notes : | | | | | | | | | | | | | |

▶

Month: ...........................

Year : ...........................

| Date | Time | SYS | DIA | Blood Pressure | Heart Rate | Respiratory Rate | Oxygen Level | Blood Sugar (Pre/Post Meal or Fasting) | Temperature °C | °F | Weight | Notes |
|------|------|-----|-----|----------------|------------|------------------|--------------|----------------------------------------|----------------|-----|--------|-------|
| | ○ AM ○ PM | | | | | | | ○ Pre ○ Post ○ FBS | | | | |
| Notes : | | | | | | | | | | | | |
| | ○ AM ○ PM | | | | | | | ○ Pre ○ Post ○ FBS | | | | |
| Notes : | | | | | | | | | | | | |
| | ○ AM ○ PM | | | | | | | ○ Pre ○ Post ○ FBS | | | | |
| Notes : | | | | | | | | | | | | |
| | ○ AM ○ PM | | | | | | | ○ Pre ○ Post ○ FBS | | | | |
| Notes : | | | | | | | | | | | | |
| | ○ AM ○ PM | | | | | | | ○ Pre ○ Post ○ FBS | | | | |
| Notes : | | | | | | | | | | | | |
| | ○ AM ○ PM | | | | | | | ○ Pre ○ Post ○ FBS | | | | |
| Notes : | | | | | | | | | | | | |
| | ○ AM ○ PM | | | | | | | ○ Pre ○ Post ○ FBS | | | | |
| Notes : | | | | | | | | | | | | |
| | ○ AM ○ PM | | | | | | | ○ Pre ○ Post ○ FBS | | | | |
| Notes : | | | | | | | | | | | | |
| | ○ AM ○ PM | | | | | | | ○ Pre ○ Post ○ FBS | | | | |
| Notes : | | | | | | | | | | | | |
| | ○ AM ○ PM | | | | | | | ○ Pre ○ Post ○ FBS | | | | |
| Notes : | | | | | | | | | | | | |
| | ○ AM ○ PM | | | | | | | ○ Pre ○ Post ○ FBS | | | | |
| Notes : | | | | | | | | | | | | |
| | ○ AM ○ PM | | | | | | | ○ Pre ○ Post ○ FBS | | | | |
| Notes : | | | | | | | | | | | | |
| | ○ AM ○ PM | | | | | | | ○ Pre ○ Post ○ FBS | | | | |
| Notes : | | | | | | | | | | | | |
| | ○ AM ○ PM | | | | | | | ○ Pre ○ Post ○ FBS | | | | |
| Notes : | | | | | | | | | | | | |

**Month:** .................................

**Year :** .................................

| Date | Time | SYS | DIA | Heart Rate | Respiratory Rate | Oxygen Level | Blood Sugar (Pre/Post Meal or Fasting) | °C | °F | Weight | Notes |
|------|------|-----|-----|-----------|------------------|--------------|----------------------------------------|-----|-----|--------|-------|
| | ○ AM ○ PM | | | | | | ○ Pre ○ Post ○ FBS | | | | |
| Notes : | | | | | | | | | | | |
| | ○ AM ○ PM | | | | | | ○ Pre ○ Post ○ FBS | | | | |
| Notes : | | | | | | | | | | | |
| | ○ AM ○ PM | | | | | | ○ Pre ○ Post ○ FBS | | | | |
| Notes : | | | | | | | | | | | |
| | ○ AM ○ PM | | | | | | ○ Pre ○ Post ○ FBS | | | | |
| Notes : | | | | | | | | | | | |
| | ○ AM ○ PM | | | | | | ○ Pre ○ Post ○ FBS | | | | |
| Notes : | | | | | | | | | | | |
| | ○ AM ○ PM | | | | | | ○ Pre ○ Post ○ FBS | | | | |
| Notes : | | | | | | | | | | | |
| | ○ AM ○ PM | | | | | | ○ Pre ○ Post ○ FBS | | | | |
| Notes : | | | | | | | | | | | |
| | ○ AM ○ PM | | | | | | ○ Pre ○ Post ○ FBS | | | | |
| Notes : | | | | | | | | | | | |
| | ○ AM ○ PM | | | | | | ○ Pre ○ Post ○ FBS | | | | |
| Notes : | | | | | | | | | | | |
| | ○ AM ○ PM | | | | | | ○ Pre ○ Post ○ FBS | | | | |
| Notes : | | | | | | | | | | | |
| | ○ AM ○ PM | | | | | | ○ Pre ○ Post ○ FBS | | | | |
| Notes : | | | | | | | | | | | |
| | ○ AM ○ PM | | | | | | ○ Pre ○ Post ○ FBS | | | | |
| Notes : | | | | | | | | | | | |
| | ○ AM ○ PM | | | | | | ○ Pre ○ Post ○ FBS | | | | |
| Notes : | | | | | | | | | | | |

► ......................................................................................................................

**Month:** .............................

**Year :** .........................

| Date | Time | SYS | Blood Pressure DIA | Heart Rate | Respiratory Rate | Oxygen Level | Blood Sugar (Pre/Post Meal or Fasting) | Temperature °C | °F | Weight | Notes |
|------|------|-----|-----|-----|-----|-----|-----|-----|-----|-----|-------|
| | ○AM ○PM | | | | | | ○Pre ○Post ○FBS | | | | |
| Notes : | | | | | | | | | | | |
| | ○AM ○PM | | | | | | ○Pre ○Post ○FBS | | | | |
| Notes : | | | | | | | | | | | |
| | ○AM ○PM | | | | | | ○Pre ○Post ○FBS | | | | |
| Notes : | | | | | | | | | | | |
| | ○AM ○PM | | | | | | ○Pre ○Post ○FBS | | | | |
| Notes : | | | | | | | | | | | |
| | ○AM ○PM | | | | | | ○Pre ○Post ○FBS | | | | |
| Notes : | | | | | | | | | | | |
| | ○AM ○PM | | | | | | ○Pre ○Post ○FBS | | | | |
| Notes : | | | | | | | | | | | |
| | ○AM ○PM | | | | | | ○Pre ○Post ○FBS | | | | |
| Notes : | | | | | | | | | | | |
| | ○AM ○PM | | | | | | ○Pre ○Post ○FBS | | | | |
| Notes : | | | | | | | | | | | |
| | ○AM ○PM | | | | | | ○Pre ○Post ○FBS | | | | |
| Notes : | | | | | | | | | | | |
| | ○AM ○PM | | | | | | ○Pre ○Post ○FBS | | | | |
| Notes : | | | | | | | | | | | |
| | ○AM ○PM | | | | | | ○Pre ○Post ○FBS | | | | |
| Notes : | | | | | | | | | | | |
| | ○AM ○PM | | | | | | ○Pre ○Post ○FBS | | | | |
| Notes : | | | | | | | | | | | |
| | ○AM ○PM | | | | | | ○Pre ○Post ○FBS | | | | |
| Notes : | | | | | | | | | | | |
| | ○AM ○PM | | | | | | ○Pre ○Post ○FBS | | | | |
| Notes : | | | | | | | | | | | |

▶

Month: .........................

Year  : .........................

| Date | Time | SYS | Blood Pressure DIA | Heart Rate | Respiratory Rate | Oxygen Level | Blood Sugar (Pre/Post Meal or Fasting) | Temperature °C | °F | Weight | Notes |
|------|------|-----|-----|------------|------------------|--------------|----------------------------------------|-----|-----|--------|-------|
|  | ○ AM ○ PM |  |  |  |  | ○ Pre ○ Post ○ FBS |  |  |  |  |  |
| Notes : | | | | | | | | | | | |
|  | ○ AM ○ PM |  |  |  |  | ○ Pre ○ Post ○ FBS |  |  |  |  |  |
| Notes : | | | | | | | | | | | |
|  | ○ AM ○ PM |  |  |  |  | ○ Pre ○ Post ○ FBS |  |  |  |  |  |
| Notes : | | | | | | | | | | | |
|  | ○ AM ○ PM |  |  |  |  | ○ Pre ○ Post ○ FBS |  |  |  |  |  |
| Notes : | | | | | | | | | | | |
|  | ○ AM ○ PM |  |  |  |  | ○ Pre ○ Post ○ FBS |  |  |  |  |  |
| Notes : | | | | | | | | | | | |
|  | ○ AM ○ PM |  |  |  |  | ○ Pre ○ Post ○ FBS |  |  |  |  |  |
| Notes : | | | | | | | | | | | |
|  | ○ AM ○ PM |  |  |  |  | ○ Pre ○ Post ○ FBS |  |  |  |  |  |
| Notes : | | | | | | | | | | | |
|  | ○ AM ○ PM |  |  |  |  | ○ Pre ○ Post ○ FBS |  |  |  |  |  |
| Notes : | | | | | | | | | | | |
|  | ○ AM ○ PM |  |  |  |  | ○ Pre ○ Post ○ FBS |  |  |  |  |  |
| Notes : | | | | | | | | | | | |
|  | ○ AM ○ PM |  |  |  |  | ○ Pre ○ Post ○ FBS |  |  |  |  |  |
| Notes : | | | | | | | | | | | |
|  | ○ AM ○ PM |  |  |  |  | ○ Pre ○ Post ○ FBS |  |  |  |  |  |
| Notes : | | | | | | | | | | | |
|  | ○ AM ○ PM |  |  |  |  | ○ Pre ○ Post ○ FBS |  |  |  |  |  |
| Notes : | | | | | | | | | | | |
|  | ○ AM ○ PM |  |  |  |  | ○ Pre ○ Post ○ FBS |  |  |  |  |  |
| Notes : | | | | | | | | | | | |
|  | ○ AM ○ PM |  |  |  |  | ○ Pre ○ Post ○ FBS |  |  |  |  |  |
| Notes : | | | | | | | | | | | |

▶ ........................................................................................................

**Month:** ...........................

**Year :** ...........................

| Date | Time | SYS | Blood Pressure DIA | Heart Rate | Respiratory Rate | Oxygen Level | Blood Sugar (Pre/Post Meal or Fasting) | Temperature °C | °F | Weight | Notes |
|------|------|-----|-----|-----|-----|-----|-----|-----|-----|-----|-------|
| | ○ AM ○ PM | | | | | | ○ Pre ○ Post ○ FBS | | | | |
| Notes : | | | | | | | | | | | |
| | ○ AM ○ PM | | | | | | ○ Pre ○ Post ○ FBS | | | | |
| Notes : | | | | | | | | | | | |
| | ○ AM ○ PM | | | | | | ○ Pre ○ Post ○ FBS | | | | |
| Notes : | | | | | | | | | | | |
| | ○ AM ○ PM | | | | | | ○ Pre ○ Post ○ FBS | | | | |
| Notes : | | | | | | | | | | | |
| | ○ AM ○ PM | | | | | | ○ Pre ○ Post ○ FBS | | | | |
| Notes : | | | | | | | | | | | |
| | ○ AM ○ PM | | | | | | ○ Pre ○ Post ○ FBS | | | | |
| Notes : | | | | | | | | | | | |
| | ○ AM ○ PM | | | | | | ○ Pre ○ Post ○ FBS | | | | |
| Notes : | | | | | | | | | | | |
| | ○ AM ○ PM | | | | | | ○ Pre ○ Post ○ FBS | | | | |
| Notes : | | | | | | | | | | | |
| | ○ AM ○ PM | | | | | | ○ Pre ○ Post ○ FBS | | | | |
| Notes : | | | | | | | | | | | |
| | ○ AM ○ PM | | | | | | ○ Pre ○ Post ○ FBS | | | | |
| Notes : | | | | | | | | | | | |
| | ○ AM ○ PM | | | | | | ○ Pre ○ Post ○ FBS | | | | |
| Notes : | | | | | | | | | | | |
| | ○ AM ○ PM | | | | | | ○ Pre ○ Post ○ FBS | | | | |
| Notes : | | | | | | | | | | | |
| | ○ AM ○ PM | | | | | | ○ Pre ○ Post ○ FBS | | | | |
| Notes : | | | | | | | | | | | |
| | ○ AM ○ PM | | | | | | ○ Pre ○ Post ○ FBS | | | | |
| Notes : | | | | | | | | | | | |

►
...................................................................................................................

**Month:** ...................................

**Year   :** ...................................

| Date | Time | SYS | DIA | Blood Pressure | Heart Rate | Respiratory Rate | Oxygen Level | Blood Sugar (Pre/Post Meal or Fasting) | °C | °F | Temperature | Weight | Notes |
|------|------|-----|-----|----------------|------------|------------------|--------------|----------------------------------------|-----|-----|-------------|--------|-------|
| | ○AM ○PM | | | | | | | ○Pre ○Post ○FBS | | | | | |
| Notes : | | | | | | | | | | | | | |
| | ○AM ○PM | | | | | | | ○Pre ○Post ○FBS | | | | | |
| Notes : | | | | | | | | | | | | | |
| | ○AM ○PM | | | | | | | ○Pre ○Post ○FBS | | | | | |
| Notes : | | | | | | | | | | | | | |
| | ○AM ○PM | | | | | | | ○Pre ○Post ○FBS | | | | | |
| Notes : | | | | | | | | | | | | | |
| | ○AM ○PM | | | | | | | ○Pre ○Post ○FBS | | | | | |
| Notes : | | | | | | | | | | | | | |
| | ○AM ○PM | | | | | | | ○Pre ○Post ○FBS | | | | | |
| Notes : | | | | | | | | | | | | | |
| | ○AM ○PM | | | | | | | ○Pre ○Post ○FBS | | | | | |
| Notes : | | | | | | | | | | | | | |
| | ○AM ○PM | | | | | | | ○Pre ○Post ○FBS | | | | | |
| Notes : | | | | | | | | | | | | | |
| | ○AM ○PM | | | | | | | ○Pre ○Post ○FBS | | | | | |
| Notes : | | | | | | | | | | | | | |
| | ○AM ○PM | | | | | | | ○Pre ○Post ○FBS | | | | | |
| Notes : | | | | | | | | | | | | | |
| | ○AM ○PM | | | | | | | ○Pre ○Post ○FBS | | | | | |
| Notes : | | | | | | | | | | | | | |
| | ○AM ○PM | | | | | | | ○Pre ○Post ○FBS | | | | | |
| Notes : | | | | | | | | | | | | | |
| | ○AM ○PM | | | | | | | ○Pre ○Post ○FBS | | | | | |
| Notes : | | | | | | | | | | | | | |
| | ○AM ○PM | | | | | | | ○Pre ○Post ○FBS | | | | | |
| Notes : | | | | | | | | | | | | | |

▶

..................................................................................................

**Month:** ...........................

**Year  :** ...........................

| Date | Time | SYS | Blood Pressure DIA | Heart Rate | Respiratory Rate | Oxygen Level | Blood Sugar (Pre/Post Meal or Fasting) | Temperature °C | °F | Weight | Notes |
|------|------|-----|-----|-----|-----|-----|-----|-----|-----|-----|-----|
| | ○ AM ○ PM | | | | | | ○ Pre ○ Post ○ FBS | | | | |
| **Notes :** | | | | | | | | | | | |
| | ○ AM ○ PM | | | | | | ○ Pre ○ Post ○ FBS | | | | |
| **Notes :** | | | | | | | | | | | |
| | ○ AM ○ PM | | | | | | ○ Pre ○ Post ○ FBS | | | | |
| **Notes :** | | | | | | | | | | | |
| | ○ AM ○ PM | | | | | | ○ Pre ○ Post ○ FBS | | | | |
| **Notes :** | | | | | | | | | | | |
| | ○ AM ○ PM | | | | | | ○ Pre ○ Post ○ FBS | | | | |
| **Notes :** | | | | | | | | | | | |
| | ○ AM ○ PM | | | | | | ○ Pre ○ Post ○ FBS | | | | |
| **Notes :** | | | | | | | | | | | |
| | ○ AM ○ PM | | | | | | ○ Pre ○ Post ○ FBS | | | | |
| **Notes :** | | | | | | | | | | | |
| | ○ AM ○ PM | | | | | | ○ Pre ○ Post ○ FBS | | | | |
| **Notes :** | | | | | | | | | | | |
| | ○ AM ○ PM | | | | | | ○ Pre ○ Post ○ FBS | | | | |
| **Notes :** | | | | | | | | | | | |
| | ○ AM ○ PM | | | | | | ○ Pre ○ Post ○ FBS | | | | |
| **Notes :** | | | | | | | | | | | |
| | ○ AM ○ PM | | | | | | ○ Pre ○ Post ○ FBS | | | | |
| **Notes :** | | | | | | | | | | | |
| | ○ AM ○ PM | | | | | | ○ Pre ○ Post ○ FBS | | | | |
| **Notes :** | | | | | | | | | | | |
| | ○ AM ○ PM | | | | | | ○ Pre ○ Post ○ FBS | | | | |
| **Notes :** | | | | | | | | | | | |
| | ○ AM ○ PM | | | | | | ○ Pre ○ Post ○ FBS | | | | |
| **Notes :** | | | | | | | | | | | |

► .............................................................................................

**Month:** ...........................

**Year :** ...........................

| Date | Time | SYS | DIA | Blood Pressure | Heart Rate | Respiratory Rate | Oxygen Level | Blood Sugar (Pre/Post Meal or Fasting) | °C | °F | Temperature | Weight | Notes |
|------|------|-----|-----|----------------|------------|------------------|--------------|----------------------------------------|-----|-----|-------------|--------|-------|
| | ○ AM ○ PM | | | | | | | ○ Pre ○ Post ○ FBS | | | | | |
| Notes : | | | | | | | | | | | | | |
| | ○ AM ○ PM | | | | | | | ○ Pre ○ Post ○ FBS | | | | | |
| Notes : | | | | | | | | | | | | | |
| | ○ AM ○ PM | | | | | | | ○ Pre ○ Post ○ FBS | | | | | |
| Notes : | | | | | | | | | | | | | |
| | ○ AM ○ PM | | | | | | | ○ Pre ○ Post ○ FBS | | | | | |
| Notes : | | | | | | | | | | | | | |
| | ○ AM ○ PM | | | | | | | ○ Pre ○ Post ○ FBS | | | | | |
| Notes : | | | | | | | | | | | | | |
| | ○ AM ○ PM | | | | | | | ○ Pre ○ Post ○ FBS | | | | | |
| Notes : | | | | | | | | | | | | | |
| | ○ AM ○ PM | | | | | | | ○ Pre ○ Post ○ FBS | | | | | |
| Notes : | | | | | | | | | | | | | |
| | ○ AM ○ PM | | | | | | | ○ Pre ○ Post ○ FBS | | | | | |
| Notes : | | | | | | | | | | | | | |
| | ○ AM ○ PM | | | | | | | ○ Pre ○ Post ○ FBS | | | | | |
| Notes : | | | | | | | | | | | | | |
| | ○ AM ○ PM | | | | | | | ○ Pre ○ Post ○ FBS | | | | | |
| Notes : | | | | | | | | | | | | | |
| | ○ AM ○ PM | | | | | | | ○ Pre ○ Post ○ FBS | | | | | |
| Notes : | | | | | | | | | | | | | |
| | ○ AM ○ PM | | | | | | | ○ Pre ○ Post ○ FBS | | | | | |
| Notes : | | | | | | | | | | | | | |
| | ○ AM ○ PM | | | | | | | ○ Pre ○ Post ○ FBS | | | | | |
| Notes : | | | | | | | | | | | | | |
| | ○ AM ○ PM | | | | | | | ○ Pre ○ Post ○ FBS | | | | | |
| Notes : | | | | | | | | | | | | | |

▶ ........................................................................................

**Month:** ...................

**Year :** ...................

| Date | Time | Blood Pressure SYS | Blood Pressure DIA | Heart Rate | Respiratory Rate | Oxygen Level | Blood Sugar (Pre/Post Meal or Fasting) | Temperature °C | Temperature °F | Weight | Notes |
|------|------|-----|-----|-----|-----|-----|-----|-----|-----|-----|-----|
| | ○ AM ○ PM | | | | | | ○ Pre ○ Post ○ FBS | | | | |
| Notes : | | | | | | | | | | | |
| | ○ AM ○ PM | | | | | | ○ Pre ○ Post ○ FBS | | | | |
| Notes : | | | | | | | | | | | |
| | ○ AM ○ PM | | | | | | ○ Pre ○ Post ○ FBS | | | | |
| Notes : | | | | | | | | | | | |
| | ○ AM ○ PM | | | | | | ○ Pre ○ Post ○ FBS | | | | |
| Notes : | | | | | | | | | | | |
| | ○ AM ○ PM | | | | | | ○ Pre ○ Post ○ FBS | | | | |
| Notes : | | | | | | | | | | | |
| | ○ AM ○ PM | | | | | | ○ Pre ○ Post ○ FBS | | | | |
| Notes : | | | | | | | | | | | |
| | ○ AM ○ PM | | | | | | ○ Pre ○ Post ○ FBS | | | | |
| Notes : | | | | | | | | | | | |
| | ○ AM ○ PM | | | | | | ○ Pre ○ Post ○ FBS | | | | |
| Notes : | | | | | | | | | | | |
| | ○ AM ○ PM | | | | | | ○ Pre ○ Post ○ FBS | | | | |
| Notes : | | | | | | | | | | | |
| | ○ AM ○ PM | | | | | | ○ Pre ○ Post ○ FBS | | | | |
| Notes : | | | | | | | | | | | |
| | ○ AM ○ PM | | | | | | ○ Pre ○ Post ○ FBS | | | | |
| Notes : | | | | | | | | | | | |
| | ○ AM ○ PM | | | | | | ○ Pre ○ Post ○ FBS | | | | |
| Notes : | | | | | | | | | | | |
| | ○ AM ○ PM | | | | | | ○ Pre ○ Post ○ FBS | | | | |
| Notes : | | | | | | | | | | | |
| | ○ AM ○ PM | | | | | | ○ Pre ○ Post ○ FBS | | | | |
| Notes : | | | | | | | | | | | |

▶ ....................................................................................................................

**Month:** ...............................

**Year :** ...............................

| Date | Time | SYS | DIA | Blood Pressure | Heart Rate | Respiratory Rate | Oxygen Level | Blood Sugar (Pre/Post Meal or Fasting) | °C | °F | Temperature | Weight | Notes |
|------|------|-----|-----|----------------|------------|------------------|--------------|----------------------------------------|-----|-----|-------------|--------|-------|
| | ○ AM ○ PM | | | | | | | ○ Pre ○ Post ○ FBS | | | | | |
| Notes : | | | | | | | | | | | | | |
| | ○ AM ○ PM | | | | | | | ○ Pre ○ Post ○ FBS | | | | | |
| Notes : | | | | | | | | | | | | | |
| | ○ AM ○ PM | | | | | | | ○ Pre ○ Post ○ FBS | | | | | |
| Notes : | | | | | | | | | | | | | |
| | ○ AM ○ PM | | | | | | | ○ Pre ○ Post ○ FBS | | | | | |
| Notes : | | | | | | | | | | | | | |
| | ○ AM ○ PM | | | | | | | ○ Pre ○ Post ○ FBS | | | | | |
| Notes : | | | | | | | | | | | | | |
| | ○ AM ○ PM | | | | | | | ○ Pre ○ Post ○ FBS | | | | | |
| Notes : | | | | | | | | | | | | | |
| | ○ AM ○ PM | | | | | | | ○ Pre ○ Post ○ FBS | | | | | |
| Notes : | | | | | | | | | | | | | |
| | ○ AM ○ PM | | | | | | | ○ Pre ○ Post ○ FBS | | | | | |
| Notes : | | | | | | | | | | | | | |
| | ○ AM ○ PM | | | | | | | ○ Pre ○ Post ○ FBS | | | | | |
| Notes : | | | | | | | | | | | | | |
| | ○ AM ○ PM | | | | | | | ○ Pre ○ Post ○ FBS | | | | | |
| Notes : | | | | | | | | | | | | | |
| | ○ AM ○ PM | | | | | | | ○ Pre ○ Post ○ FBS | | | | | |
| Notes : | | | | | | | | | | | | | |
| | ○ AM ○ PM | | | | | | | ○ Pre ○ Post ○ FBS | | | | | |
| Notes : | | | | | | | | | | | | | |
| | ○ AM ○ PM | | | | | | | ○ Pre ○ Post ○ FBS | | | | | |
| Notes : | | | | | | | | | | | | | |
| | ○ AM ○ PM | | | | | | | ○ Pre ○ Post ○ FBS | | | | | |
| Notes : | | | | | | | | | | | | | |

▶ ...........................................................................................................

**Month:** ............................

**Year :** ............................

| Date | Time | Blood Pressure | | Heart Rate | Respiratory Rate | Oxygen Level | Blood Sugar (Pre/Post Meal or Fasting) | Temperature | | Weight | Notes |
|------|------|-----|-----|------------|------------------|--------------|----------------------------------------|-------------|-------|--------|-------|
|      |      | SYS | DIA |            |                  |              |                                        | °C | °F |        |       |
|      | ○ AM ○ PM | | | | | | ○ Pre ○ Post ○ FBS | | | | |
| Notes : | | | | | | | | | | | |
|      | ○ AM ○ PM | | | | | | ○ Pre ○ Post ○ FBS | | | | |
| Notes : | | | | | | | | | | | |
|      | ○ AM ○ PM | | | | | | ○ Pre ○ Post ○ FBS | | | | |
| Notes : | | | | | | | | | | | |
|      | ○ AM ○ PM | | | | | | ○ Pre ○ Post ○ FBS | | | | |
| Notes : | | | | | | | | | | | |
|      | ○ AM ○ PM | | | | | | ○ Pre ○ Post ○ FBS | | | | |
| Notes : | | | | | | | | | | | |
|      | ○ AM ○ PM | | | | | | ○ Pre ○ Post ○ FBS | | | | |
| Notes : | | | | | | | | | | | |
|      | ○ AM ○ PM | | | | | | ○ Pre ○ Post ○ FBS | | | | |
| Notes : | | | | | | | | | | | |
|      | ○ AM ○ PM | | | | | | ○ Pre ○ Post ○ FBS | | | | |
| Notes : | | | | | | | | | | | |
|      | ○ AM ○ PM | | | | | | ○ Pre ○ Post ○ FBS | | | | |
| Notes : | | | | | | | | | | | |
|      | ○ AM ○ PM | | | | | | ○ Pre ○ Post ○ FBS | | | | |
| Notes : | | | | | | | | | | | |
|      | ○ AM ○ PM | | | | | | ○ Pre ○ Post ○ FBS | | | | |
| Notes : | | | | | | | | | | | |
|      | ○ AM ○ PM | | | | | | ○ Pre ○ Post ○ FBS | | | | |
| Notes : | | | | | | | | | | | |
|      | ○ AM ○ PM | | | | | | ○ Pre ○ Post ○ FBS | | | | |
| Notes : | | | | | | | | | | | |

▶

**Month:** .............................

**Year :** .............................

| Date | Time | Blood Pressure | | Heart Rate | Respiratory Rate | Oxygen Level | Blood Sugar (Pre/Post Meal or Fasting) | Temperature | | Weight | Notes |
|------|------|------|------|------|------|------|------|------|------|------|------|
| | | SYS | DIA | | | | | °C | °F | | |
| | ○ AM ○ PM | | | | | | ○ Pre ○ Post ○ FBS | | | | |
| Notes : | | | | | | | | | | | |
| | ○ AM ○ PM | | | | | | ○ Pre ○ Post ○ FBS | | | | |
| Notes : | | | | | | | | | | | |
| | ○ AM ○ PM | | | | | | ○ Pre ○ Post ○ FBS | | | | |
| Notes : | | | | | | | | | | | |
| | ○ AM ○ PM | | | | | | ○ Pre ○ Post ○ FBS | | | | |
| Notes : | | | | | | | | | | | |
| | ○ AM ○ PM | | | | | | ○ Pre ○ Post ○ FBS | | | | |
| Notes : | | | | | | | | | | | |
| | ○ AM ○ PM | | | | | | ○ Pre ○ Post ○ FBS | | | | |
| Notes : | | | | | | | | | | | |
| | ○ AM ○ PM | | | | | | ○ Pre ○ Post ○ FBS | | | | |
| Notes : | | | | | | | | | | | |
| | ○ AM ○ PM | | | | | | ○ Pre ○ Post ○ FBS | | | | |
| Notes : | | | | | | | | | | | |
| | ○ AM ○ PM | | | | | | ○ Pre ○ Post ○ FBS | | | | |
| Notes : | | | | | | | | | | | |
| | ○ AM ○ PM | | | | | | ○ Pre ○ Post ○ FBS | | | | |
| Notes : | | | | | | | | | | | |
| | ○ AM ○ PM | | | | | | ○ Pre ○ Post ○ FBS | | | | |
| Notes : | | | | | | | | | | | |
| | ○ AM ○ PM | | | | | | ○ Pre ○ Post ○ FBS | | | | |
| Notes : | | | | | | | | | | | |
| | ○ AM ○ PM | | | | | | ○ Pre ○ Post ○ FBS | | | | |
| Notes : | | | | | | | | | | | |
| | ○ AM ○ PM | | | | | | ○ Pre ○ Post ○ FBS | | | | |
| Notes : | | | | | | | | | | | |

►

Month: ......................

Year : ......................

| Date | Time | SYS | Blood Pressure DIA | Heart Rate | Respiratory Rate | Oxygen Level | Blood Sugar (Pre/Post Meal or Fasting) | Temperature °C | °F | Weight | Notes |
|---|---|---|---|---|---|---|---|---|---|---|---|
| | ○AM ○PM | | | | | | ○Pre ○Post ○FBS | | | | |
| Notes : | | | | | | | | | | | |
| | ○AM ○PM | | | | | | ○Pre ○Post ○FBS | | | | |
| Notes : | | | | | | | | | | | |
| | ○AM ○PM | | | | | | ○Pre ○Post ○FBS | | | | |
| Notes : | | | | | | | | | | | |
| | ○AM ○PM | | | | | | ○Pre ○Post ○FBS | | | | |
| Notes : | | | | | | | | | | | |
| | ○AM ○PM | | | | | | ○Pre ○Post ○FBS | | | | |
| Notes : | | | | | | | | | | | |
| | ○AM ○PM | | | | | | ○Pre ○Post ○FBS | | | | |
| Notes : | | | | | | | | | | | |
| | ○AM ○PM | | | | | | ○Pre ○Post ○FBS | | | | |
| Notes : | | | | | | | | | | | |
| | ○AM ○PM | | | | | | ○Pre ○Post ○FBS | | | | |
| Notes : | | | | | | | | | | | |
| | ○AM ○PM | | | | | | ○Pre ○Post ○FBS | | | | |
| Notes : | | | | | | | | | | | |
| | ○AM ○PM | | | | | | ○Pre ○Post ○FBS | | | | |
| Notes : | | | | | | | | | | | |
| | ○AM ○PM | | | | | | ○Pre ○Post ○FBS | | | | |
| Notes : | | | | | | | | | | | |
| | ○AM ○PM | | | | | | ○Pre ○Post ○FBS | | | | |
| Notes : | | | | | | | | | | | |
| | ○AM ○PM | | | | | | ○Pre ○Post ○FBS | | | | |
| Notes : | | | | | | | | | | | |
| | ○AM ○PM | | | | | | ○Pre ○Post ○FBS | | | | |
| Notes : | | | | | | | | | | | |

▶

**Month:** ...........................

**Year :** ...........................

| Date | Time | SYS | DIA | Blood Pressure | Heart Rate | Respiratory Rate | Oxygen Level | Blood Sugar (Pre/Post Meal or Fasting) | °C | °F | Temperature / Weight | Notes |
|------|------|-----|-----|----------------|------------|------------------|--------------|------------------------------------------|-----|-----|----------------------|-------|
| | ○ AM ○ PM | | | | | | | ○ Pre ○ Post ○ FBS | | | | |
| Notes : | | | | | | | | | | | | |
| | ○ AM ○ PM | | | | | | | ○ Pre ○ Post ○ FBS | | | | |
| Notes : | | | | | | | | | | | | |
| | ○ AM ○ PM | | | | | | | ○ Pre ○ Post ○ FBS | | | | |
| Notes : | | | | | | | | | | | | |
| | ○ AM ○ PM | | | | | | | ○ Pre ○ Post ○ FBS | | | | |
| Notes : | | | | | | | | | | | | |
| | ○ AM ○ PM | | | | | | | ○ Pre ○ Post ○ FBS | | | | |
| Notes : | | | | | | | | | | | | |
| | ○ AM ○ PM | | | | | | | ○ Pre ○ Post ○ FBS | | | | |
| Notes : | | | | | | | | | | | | |
| | ○ AM ○ PM | | | | | | | ○ Pre ○ Post ○ FBS | | | | |
| Notes : | | | | | | | | | | | | |
| | ○ AM ○ PM | | | | | | | ○ Pre ○ Post ○ FBS | | | | |
| Notes : | | | | | | | | | | | | |
| | ○ AM ○ PM | | | | | | | ○ Pre ○ Post ○ FBS | | | | |
| Notes : | | | | | | | | | | | | |
| | ○ AM ○ PM | | | | | | | ○ Pre ○ Post ○ FBS | | | | |
| Notes : | | | | | | | | | | | | |
| | ○ AM ○ PM | | | | | | | ○ Pre ○ Post ○ FBS | | | | |
| Notes : | | | | | | | | | | | | |
| | ○ AM ○ PM | | | | | | | ○ Pre ○ Post ○ FBS | | | | |
| Notes : | | | | | | | | | | | | |
| | ○ AM ○ PM | | | | | | | ○ Pre ○ Post ○ FBS | | | | |
| Notes : | | | | | | | | | | | | |

▶ ..........................................................................................................................

**Month:** .............................

**Year :** .....................

| Date | Time | SYS | DIA (Blood Pressure) | Heart Rate | Respiratory Rate | Oxygen Level | Blood Sugar (Pre/Post Meal or Fasting) | °C (Temperature) | °F | Weight | Notes |
|------|------|-----|-----|-----|-----|-----|-----|-----|-----|-----|-----|
| | ○ AM ○ PM | | | | | | ○ Pre ○ Post ○ FBS | | | | |
| Notes : | | | | | | | | | | | |
| | ○ AM ○ PM | | | | | | ○ Pre ○ Post ○ FBS | | | | |
| Notes : | | | | | | | | | | | |
| | ○ AM ○ PM | | | | | | ○ Pre ○ Post ○ FBS | | | | |
| Notes : | | | | | | | | | | | |
| | ○ AM ○ PM | | | | | | ○ Pre ○ Post ○ FBS | | | | |
| Notes : | | | | | | | | | | | |
| | ○ AM ○ PM | | | | | | ○ Pre ○ Post ○ FBS | | | | |
| Notes : | | | | | | | | | | | |
| | ○ AM ○ PM | | | | | | ○ Pre ○ Post ○ FBS | | | | |
| Notes : | | | | | | | | | | | |
| | ○ AM ○ PM | | | | | | ○ Pre ○ Post ○ FBS | | | | |
| Notes : | | | | | | | | | | | |
| | ○ AM ○ PM | | | | | | ○ Pre ○ Post ○ FBS | | | | |
| Notes : | | | | | | | | | | | |
| | ○ AM ○ PM | | | | | | ○ Pre ○ Post ○ FBS | | | | |
| Notes : | | | | | | | | | | | |
| | ○ AM ○ PM | | | | | | ○ Pre ○ Post ○ FBS | | | | |
| Notes : | | | | | | | | | | | |
| | ○ AM ○ PM | | | | | | ○ Pre ○ Post ○ FBS | | | | |
| Notes : | | | | | | | | | | | |
| | ○ AM ○ PM | | | | | | ○ Pre ○ Post ○ FBS | | | | |
| Notes : | | | | | | | | | | | |
| | ○ AM ○ PM | | | | | | ○ Pre ○ Post ○ FBS | | | | |
| Notes : | | | | | | | | | | | |
| | ○ AM ○ PM | | | | | | ○ Pre ○ Post ○ FBS | | | | |
| Notes : | | | | | | | | | | | |

▶

Month: .........................

Year  : .........................

| Date | Time | Blood Pressure | | Heart Rate | Respiratory Rate | Oxygen Level | Blood Sugar (Pre/Post Meal or Fasting) | Temperature | | Weight | Notes |
|------|------|------|------|------|------|------|------|------|------|------|------|
| | | SYS | DIA | | | | | °C | °F | | |
| | ○ AM ○ PM | | | | | | ○ Pre ○ Post ○ FBS | | | | |
| Notes : | | | | | | | | | | | |
| | ○ AM ○ PM | | | | | | ○ Pre ○ Post ○ FBS | | | | |
| Notes : | | | | | | | | | | | |
| | ○ AM ○ PM | | | | | | ○ Pre ○ Post ○ FBS | | | | |
| Notes : | | | | | | | | | | | |
| | ○ AM ○ PM | | | | | | ○ Pre ○ Post ○ FBS | | | | |
| Notes : | | | | | | | | | | | |
| | ○ AM ○ PM | | | | | | ○ Pre ○ Post ○ FBS | | | | |
| Notes : | | | | | | | | | | | |
| | ○ AM ○ PM | | | | | | ○ Pre ○ Post ○ FBS | | | | |
| Notes : | | | | | | | | | | | |
| | ○ AM ○ PM | | | | | | ○ Pre ○ Post ○ FBS | | | | |
| Notes : | | | | | | | | | | | |
| | ○ AM ○ PM | | | | | | ○ Pre ○ Post ○ FBS | | | | |
| Notes : | | | | | | | | | | | |
| | ○ AM ○ PM | | | | | | ○ Pre ○ Post ○ FBS | | | | |
| Notes : | | | | | | | | | | | |
| | ○ AM ○ PM | | | | | | ○ Pre ○ Post ○ FBS | | | | |
| Notes : | | | | | | | | | | | |
| | ○ AM ○ PM | | | | | | ○ Pre ○ Post ○ FBS | | | | |
| Notes : | | | | | | | | | | | |
| | ○ AM ○ PM | | | | | | ○ Pre ○ Post ○ FBS | | | | |
| Notes : | | | | | | | | | | | |
| | ○ AM ○ PM | | | | | | ○ Pre ○ Post ○ FBS | | | | |
| Notes : | | | | | | | | | | | |
| | ○ AM ○ PM | | | | | | ○ Pre ○ Post ○ FBS | | | | |
| Notes : | | | | | | | | | | | |

► ..............................................................................................................

**Month:** ...........................

**Year :** ...........................

| Date | Time | SYS | DIA | Blood Pressure | Heart Rate | Respiratory Rate | Oxygen Level | Blood Sugar (Pre/Post Meal or Fasting) | °C | °F | Temperature | Weight | Notes |
|---|---|---|---|---|---|---|---|---|---|---|---|---|---|
| | ○ AM ○ PM | | | | | | | ○ Pre ○ Post ○ FBS | | | | | |
| Notes : | | | | | | | | | | | | | |
| | ○ AM ○ PM | | | | | | | ○ Pre ○ Post ○ FBS | | | | | |
| Notes : | | | | | | | | | | | | | |
| | ○ AM ○ PM | | | | | | | ○ Pre ○ Post ○ FBS | | | | | |
| Notes : | | | | | | | | | | | | | |
| | ○ AM ○ PM | | | | | | | ○ Pre ○ Post ○ FBS | | | | | |
| Notes : | | | | | | | | | | | | | |
| | ○ AM ○ PM | | | | | | | ○ Pre ○ Post ○ FBS | | | | | |
| Notes : | | | | | | | | | | | | | |
| | ○ AM ○ PM | | | | | | | ○ Pre ○ Post ○ FBS | | | | | |
| Notes : | | | | | | | | | | | | | |
| | ○ AM ○ PM | | | | | | | ○ Pre ○ Post ○ FBS | | | | | |
| Notes : | | | | | | | | | | | | | |
| | ○ AM ○ PM | | | | | | | ○ Pre ○ Post ○ FBS | | | | | |
| Notes : | | | | | | | | | | | | | |
| | ○ AM ○ PM | | | | | | | ○ Pre ○ Post ○ FBS | | | | | |
| Notes : | | | | | | | | | | | | | |
| | ○ AM ○ PM | | | | | | | ○ Pre ○ Post ○ FBS | | | | | |
| Notes : | | | | | | | | | | | | | |
| | ○ AM ○ PM | | | | | | | ○ Pre ○ Post ○ FBS | | | | | |
| Notes : | | | | | | | | | | | | | |
| | ○ AM ○ PM | | | | | | | ○ Pre ○ Post ○ FBS | | | | | |
| Notes : | | | | | | | | | | | | | |
| | ○ AM ○ PM | | | | | | | ○ Pre ○ Post ○ FBS | | | | | |
| Notes : | | | | | | | | | | | | | |
| | ○ AM ○ PM | | | | | | | ○ Pre ○ Post ○ FBS | | | | | |
| Notes : | | | | | | | | | | | | | |

▶ .............................................................................................................................

**Month:** .............................

**Year :** .............................

| Date | Time | SYS | DIA | Blood Pressure | Heart Rate | Respiratory Rate | Oxygen Level | Blood Sugar (Pre/Post Meal or Fasting) | Temperature °C | °F | Weight | Notes |
|------|------|-----|-----|----------------|------------|------------------|--------------|----------------------------------------|----------------|-----|--------|-------|
| | ○ AM  ○ PM | | | | | | | ○ Pre  ○ Post  ○ FBS | | | | |
| Notes : | | | | | | | | | | | | |
| | ○ AM  ○ PM | | | | | | | ○ Pre  ○ Post  ○ FBS | | | | |
| Notes : | | | | | | | | | | | | |
| | ○ AM  ○ PM | | | | | | | ○ Pre  ○ Post  ○ FBS | | | | |
| Notes : | | | | | | | | | | | | |
| | ○ AM  ○ PM | | | | | | | ○ Pre  ○ Post  ○ FBS | | | | |
| Notes : | | | | | | | | | | | | |
| | ○ AM  ○ PM | | | | | | | ○ Pre  ○ Post  ○ FBS | | | | |
| Notes : | | | | | | | | | | | | |
| | ○ AM  ○ PM | | | | | | | ○ Pre  ○ Post  ○ FBS | | | | |
| Notes : | | | | | | | | | | | | |
| | ○ AM  ○ PM | | | | | | | ○ Pre  ○ Post  ○ FBS | | | | |
| Notes : | | | | | | | | | | | | |
| | ○ AM  ○ PM | | | | | | | ○ Pre  ○ Post  ○ FBS | | | | |
| Notes : | | | | | | | | | | | | |
| | ○ AM  ○ PM | | | | | | | ○ Pre  ○ Post  ○ FBS | | | | |
| Notes : | | | | | | | | | | | | |
| | ○ AM  ○ PM | | | | | | | ○ Pre  ○ Post  ○ FBS | | | | |
| Notes : | | | | | | | | | | | | |
| | ○ AM  ○ PM | | | | | | | ○ Pre  ○ Post  ○ FBS | | | | |
| Notes : | | | | | | | | | | | | |
| | ○ AM  ○ PM | | | | | | | ○ Pre  ○ Post  ○ FBS | | | | |
| Notes : | | | | | | | | | | | | |
| | ○ AM  ○ PM | | | | | | | ○ Pre  ○ Post  ○ FBS | | | | |
| Notes : | | | | | | | | | | | | |
| | ○ AM  ○ PM | | | | | | | ○ Pre  ○ Post  ○ FBS | | | | |
| Notes : | | | | | | | | | | | | |

►
..................................................................................

**Month:**  .........................

**Year  :**  .........................

| Date | Time | SYS | Blood Pressure DIA | Heart Rate | Respiratory Rate | Oxygen Level | Blood Sugar (Pre/Post Meal or Fasting) | Temperature °C | °F | Weight | Notes |
|------|------|-----|-----|------------|------------------|--------------|----------------------------------------|----------------|-----|--------|-------|
|  | ○ AM ○ PM |  |  |  |  | ○ Pre ○ Post ○ FBS |  |  |  |  |  |
| Notes : | | | | | | | | | | | |
|  | ○ AM ○ PM |  |  |  |  | ○ Pre ○ Post ○ FBS |  |  |  |  |  |
| Notes : | | | | | | | | | | | |
|  | ○ AM ○ PM |  |  |  |  | ○ Pre ○ Post ○ FBS |  |  |  |  |  |
| Notes : | | | | | | | | | | | |
|  | ○ AM ○ PM |  |  |  |  | ○ Pre ○ Post ○ FBS |  |  |  |  |  |
| Notes : | | | | | | | | | | | |
|  | ○ AM ○ PM |  |  |  |  | ○ Pre ○ Post ○ FBS |  |  |  |  |  |
| Notes : | | | | | | | | | | | |
|  | ○ AM ○ PM |  |  |  |  | ○ Pre ○ Post ○ FBS |  |  |  |  |  |
| Notes : | | | | | | | | | | | |
|  | ○ AM ○ PM |  |  |  |  | ○ Pre ○ Post ○ FBS |  |  |  |  |  |
| Notes : | | | | | | | | | | | |
|  | ○ AM ○ PM |  |  |  |  | ○ Pre ○ Post ○ FBS |  |  |  |  |  |
| Notes : | | | | | | | | | | | |
|  | ○ AM ○ PM |  |  |  |  | ○ Pre ○ Post ○ FBS |  |  |  |  |  |
| Notes : | | | | | | | | | | | |
|  | ○ AM ○ PM |  |  |  |  | ○ Pre ○ Post ○ FBS |  |  |  |  |  |
| Notes : | | | | | | | | | | | |
|  | ○ AM ○ PM |  |  |  |  | ○ Pre ○ Post ○ FBS |  |  |  |  |  |
| Notes : | | | | | | | | | | | |
|  | ○ AM ○ PM |  |  |  |  | ○ Pre ○ Post ○ FBS |  |  |  |  |  |
| Notes : | | | | | | | | | | | |
|  | ○ AM ○ PM |  |  |  |  | ○ Pre ○ Post ○ FBS |  |  |  |  |  |
| Notes : | | | | | | | | | | | |
|  | ○ AM ○ PM |  |  |  |  | ○ Pre ○ Post ○ FBS |  |  |  |  |  |
| Notes : | | | | | | | | | | | |

**▶** ......................................................................................................

**Month:** ....................

**Year :** ....................

| Date | Time | SYS | DIA | Blood Pressure | Heart Rate | Respiratory Rate | Oxygen Level | Blood Sugar (Pre/Post Meal or Fasting) | °C | °F | Temperature | Weight | Notes |
|------|------|-----|-----|----------------|------------|------------------|--------------|----------------------------------------|-----|-----|-------------|--------|-------|
| | ○ AM ○ PM | | | | | | | ○ Pre ○ Post ○ FBS | | | | | |
| Notes : | | | | | | | | | | | | | |
| | ○ AM ○ PM | | | | | | | ○ Pre ○ Post ○ FBS | | | | | |
| Notes : | | | | | | | | | | | | | |
| | ○ AM ○ PM | | | | | | | ○ Pre ○ Post ○ FBS | | | | | |
| Notes : | | | | | | | | | | | | | |
| | ○ AM ○ PM | | | | | | | ○ Pre ○ Post ○ FBS | | | | | |
| Notes : | | | | | | | | | | | | | |
| | ○ AM ○ PM | | | | | | | ○ Pre ○ Post ○ FBS | | | | | |
| Notes : | | | | | | | | | | | | | |
| | ○ AM ○ PM | | | | | | | ○ Pre ○ Post ○ FBS | | | | | |
| Notes : | | | | | | | | | | | | | |
| | ○ AM ○ PM | | | | | | | ○ Pre ○ Post ○ FBS | | | | | |
| Notes : | | | | | | | | | | | | | |
| | ○ AM ○ PM | | | | | | | ○ Pre ○ Post ○ FBS | | | | | |
| Notes : | | | | | | | | | | | | | |
| | ○ AM ○ PM | | | | | | | ○ Pre ○ Post ○ FBS | | | | | |
| Notes : | | | | | | | | | | | | | |
| | ○ AM ○ PM | | | | | | | ○ Pre ○ Post ○ FBS | | | | | |
| Notes : | | | | | | | | | | | | | |
| | ○ AM ○ PM | | | | | | | ○ Pre ○ Post ○ FBS | | | | | |
| Notes : | | | | | | | | | | | | | |
| | ○ AM ○ PM | | | | | | | ○ Pre ○ Post ○ FBS | | | | | |
| Notes : | | | | | | | | | | | | | |
| | ○ AM ○ PM | | | | | | | ○ Pre ○ Post ○ FBS | | | | | |
| Notes : | | | | | | | | | | | | | |
| | ○ AM ○ PM | | | | | | | ○ Pre ○ Post ○ FBS | | | | | |
| Notes : | | | | | | | | | | | | | |

►

**Month:** ...........................

**Year :** ...........................

| Date | Time | SYS | Blood Pressure DIA | Heart Rate | Respiratory Rate | Oxygen Level | Blood Sugar (Pre/Post Meal or Fasting) | Temperature °C | °F | Weight | Notes |
|------|------|-----|-----|-----|-----|-----|-----|-----|-----|-----|-----|
|  | ○AM ○PM |  |  |  |  |  | ○Pre ○Post ○FBS |  |  |  |  |
| Notes : | | | | | | | | | | | |
|  | ○AM ○PM |  |  |  |  |  | ○Pre ○Post ○FBS |  |  |  |  |
| Notes : | | | | | | | | | | | |
|  | ○AM ○PM |  |  |  |  |  | ○Pre ○Post ○FBS |  |  |  |  |
| Notes : | | | | | | | | | | | |
|  | ○AM ○PM |  |  |  |  |  | ○Pre ○Post ○FBS |  |  |  |  |
| Notes : | | | | | | | | | | | |
|  | ○AM ○PM |  |  |  |  |  | ○Pre ○Post ○FBS |  |  |  |  |
| Notes : | | | | | | | | | | | |
|  | ○AM ○PM |  |  |  |  |  | ○Pre ○Post ○FBS |  |  |  |  |
| Notes : | | | | | | | | | | | |
|  | ○AM ○PM |  |  |  |  |  | ○Pre ○Post ○FBS |  |  |  |  |
| Notes : | | | | | | | | | | | |
|  | ○AM ○PM |  |  |  |  |  | ○Pre ○Post ○FBS |  |  |  |  |
| Notes : | | | | | | | | | | | |
|  | ○AM ○PM |  |  |  |  |  | ○Pre ○Post ○FBS |  |  |  |  |
| Notes : | | | | | | | | | | | |
|  | ○AM ○PM |  |  |  |  |  | ○Pre ○Post ○FBS |  |  |  |  |
| Notes : | | | | | | | | | | | |
|  | ○AM ○PM |  |  |  |  |  | ○Pre ○Post ○FBS |  |  |  |  |
| Notes : | | | | | | | | | | | |
|  | ○AM ○PM |  |  |  |  |  | ○Pre ○Post ○FBS |  |  |  |  |
| Notes : | | | | | | | | | | | |
|  | ○AM ○PM |  |  |  |  |  | ○Pre ○Post ○FBS |  |  |  |  |
| Notes : | | | | | | | | | | | |
|  | ○AM ○PM |  |  |  |  |  | ○Pre ○Post ○FBS |  |  |  |  |
| Notes : | | | | | | | | | | | |

▶ ..........................................................................................................................

**Month:** ................................

**Year :** ................................

| Date | Time | SYS | DIA | Blood Pressure | Heart Rate | Respiratory Rate | Oxygen Level | Blood Sugar (Pre/Post Meal or Fasting) | Temperature °C | °F | Weight | Notes |
|------|------|-----|-----|----------------|------------|------------------|--------------|----------------------------------------|----------------|----|--------|-------|
| | ○AM ○PM | | | | | | | ○Pre ○Post ○FBS | | | | |
| Notes : | | | | | | | | | | | | |
| | ○AM ○PM | | | | | | | ○Pre ○Post ○FBS | | | | |
| Notes : | | | | | | | | | | | | |
| | ○AM ○PM | | | | | | | ○Pre ○Post ○FBS | | | | |
| Notes : | | | | | | | | | | | | |
| | ○AM ○PM | | | | | | | ○Pre ○Post ○FBS | | | | |
| Notes : | | | | | | | | | | | | |
| | ○AM ○PM | | | | | | | ○Pre ○Post ○FBS | | | | |
| Notes : | | | | | | | | | | | | |
| | ○AM ○PM | | | | | | | ○Pre ○Post ○FBS | | | | |
| Notes : | | | | | | | | | | | | |
| | ○AM ○PM | | | | | | | ○Pre ○Post ○FBS | | | | |
| Notes : | | | | | | | | | | | | |
| | ○AM ○PM | | | | | | | ○Pre ○Post ○FBS | | | | |
| Notes : | | | | | | | | | | | | |
| | ○AM ○PM | | | | | | | ○Pre ○Post ○FBS | | | | |
| Notes : | | | | | | | | | | | | |
| | ○AM ○PM | | | | | | | ○Pre ○Post ○FBS | | | | |
| Notes : | | | | | | | | | | | | |
| | ○AM ○PM | | | | | | | ○Pre ○Post ○FBS | | | | |
| Notes : | | | | | | | | | | | | |
| | ○AM ○PM | | | | | | | ○Pre ○Post ○FBS | | | | |
| Notes : | | | | | | | | | | | | |
| | ○AM ○PM | | | | | | | ○Pre ○Post ○FBS | | | | |
| Notes : | | | | | | | | | | | | |
| | ○AM ○PM | | | | | | | ○Pre ○Post ○FBS | | | | |
| Notes : | | | | | | | | | | | | |

**Month:** .......................

**Year :** .......................

| Date | Time | SYS | DIA | Blood Pressure | Heart Rate | Respiratory Rate | Oxygen Level | Blood Sugar (Pre/Post Meal or Fasting) | °C | °F | Weight | Notes |
|------|------|-----|-----|----------------|------------|------------------|--------------|----------------------------------------|-----|-----|--------|-------|
|  | ○AM ○PM |  |  |  |  |  | ○Pre ○Post ○FBS |  |  |  |  |  |
| Notes : |  |  |  |  |  |  |  |  |  |  |  |  |
|  | ○AM ○PM |  |  |  |  |  | ○Pre ○Post ○FBS |  |  |  |  |  |
| Notes : |  |  |  |  |  |  |  |  |  |  |  |  |
|  | ○AM ○PM |  |  |  |  |  | ○Pre ○Post ○FBS |  |  |  |  |  |
| Notes : |  |  |  |  |  |  |  |  |  |  |  |  |
|  | ○AM ○PM |  |  |  |  |  | ○Pre ○Post ○FBS |  |  |  |  |  |
| Notes : |  |  |  |  |  |  |  |  |  |  |  |  |
|  | ○AM ○PM |  |  |  |  |  | ○Pre ○Post ○FBS |  |  |  |  |  |
| Notes : |  |  |  |  |  |  |  |  |  |  |  |  |
|  | ○AM ○PM |  |  |  |  |  | ○Pre ○Post ○FBS |  |  |  |  |  |
| Notes : |  |  |  |  |  |  |  |  |  |  |  |  |
|  | ○AM ○PM |  |  |  |  |  | ○Pre ○Post ○FBS |  |  |  |  |  |
| Notes : |  |  |  |  |  |  |  |  |  |  |  |  |
|  | ○AM ○PM |  |  |  |  |  | ○Pre ○Post ○FBS |  |  |  |  |  |
| Notes : |  |  |  |  |  |  |  |  |  |  |  |  |
|  | ○AM ○PM |  |  |  |  |  | ○Pre ○Post ○FBS |  |  |  |  |  |
| Notes : |  |  |  |  |  |  |  |  |  |  |  |  |
|  | ○AM ○PM |  |  |  |  |  | ○Pre ○Post ○FBS |  |  |  |  |  |
| Notes : |  |  |  |  |  |  |  |  |  |  |  |  |
|  | ○AM ○PM |  |  |  |  |  | ○Pre ○Post ○FBS |  |  |  |  |  |
| Notes : |  |  |  |  |  |  |  |  |  |  |  |  |
|  | ○AM ○PM |  |  |  |  |  | ○Pre ○Post ○FBS |  |  |  |  |  |
| Notes : |  |  |  |  |  |  |  |  |  |  |  |  |
|  | ○AM ○PM |  |  |  |  |  | ○Pre ○Post ○FBS |  |  |  |  |  |
| Notes : |  |  |  |  |  |  |  |  |  |  |  |  |
|  | ○AM ○PM |  |  |  |  |  | ○Pre ○Post ○FBS |  |  |  |  |  |
| Notes : |  |  |  |  |  |  |  |  |  |  |  |  |

**Month:** ................................

**Year :** ................................

| Date | Time | SYS | DIA | Blood Pressure | Heart Rate | Respiratory Rate | Oxygen Level | Blood Sugar (Pre/Post Meal or Fasting) | °C | °F | Temperature | Weight | Notes |
|------|------|-----|-----|----------------|------------|------------------|--------------|----------------------------------------|----|----|-------------|--------|-------|
|  | ○ AM ○ PM |  |  |  |  |  | ○ Pre ○ Post ○ FBS |  |  |  |  |  |  |
| Notes : | | | | | | | | | | | | | |
|  | ○ AM ○ PM |  |  |  |  |  | ○ Pre ○ Post ○ FBS |  |  |  |  |  |  |
| Notes : | | | | | | | | | | | | | |
|  | ○ AM ○ PM |  |  |  |  |  | ○ Pre ○ Post ○ FBS |  |  |  |  |  |  |
| Notes : | | | | | | | | | | | | | |
|  | ○ AM ○ PM |  |  |  |  |  | ○ Pre ○ Post ○ FBS |  |  |  |  |  |  |
| Notes : | | | | | | | | | | | | | |
|  | ○ AM ○ PM |  |  |  |  |  | ○ Pre ○ Post ○ FBS |  |  |  |  |  |  |
| Notes : | | | | | | | | | | | | | |
|  | ○ AM ○ PM |  |  |  |  |  | ○ Pre ○ Post ○ FBS |  |  |  |  |  |  |
| Notes : | | | | | | | | | | | | | |
|  | ○ AM ○ PM |  |  |  |  |  | ○ Pre ○ Post ○ FBS |  |  |  |  |  |  |
| Notes : | | | | | | | | | | | | | |
|  | ○ AM ○ PM |  |  |  |  |  | ○ Pre ○ Post ○ FBS |  |  |  |  |  |  |
| Notes : | | | | | | | | | | | | | |
|  | ○ AM ○ PM |  |  |  |  |  | ○ Pre ○ Post ○ FBS |  |  |  |  |  |  |
| Notes : | | | | | | | | | | | | | |
|  | ○ AM ○ PM |  |  |  |  |  | ○ Pre ○ Post ○ FBS |  |  |  |  |  |  |
| Notes : | | | | | | | | | | | | | |
|  | ○ AM ○ PM |  |  |  |  |  | ○ Pre ○ Post ○ FBS |  |  |  |  |  |  |
| Notes : | | | | | | | | | | | | | |
|  | ○ AM ○ PM |  |  |  |  |  | ○ Pre ○ Post ○ FBS |  |  |  |  |  |  |
| Notes : | | | | | | | | | | | | | |
|  | ○ AM ○ PM |  |  |  |  |  | ○ Pre ○ Post ○ FBS |  |  |  |  |  |  |
| Notes : | | | | | | | | | | | | | |
|  | ○ AM ○ PM |  |  |  |  |  | ○ Pre ○ Post ○ FBS |  |  |  |  |  |  |
| Notes : | | | | | | | | | | | | | |

▶

........................................................

**Month:** ............................

**Year :** ............................

| Date | Time | SYS | DIA | Blood Pressure | Heart Rate | Respiratory Rate | Oxygen Level | Blood Sugar (Pre/Post Meal or Fasting) | °C | °F | Temperature | Weight | Notes |
|------|------|-----|-----|----------------|------------|------------------|--------------|----------------------------------------|-----|-----|-------------|--------|-------|
|      | ○AM ○PM | | | | | | | ○Pre ○Post ○FBS | | | | | |
| Notes : | | | | | | | | | | | | | |
|      | ○AM ○PM | | | | | | | ○Pre ○Post ○FBS | | | | | |
| Notes : | | | | | | | | | | | | | |
|      | ○AM ○PM | | | | | | | ○Pre ○Post ○FBS | | | | | |
| Notes : | | | | | | | | | | | | | |
|      | ○AM ○PM | | | | | | | ○Pre ○Post ○FBS | | | | | |
| Notes : | | | | | | | | | | | | | |
|      | ○AM ○PM | | | | | | | ○Pre ○Post ○FBS | | | | | |
| Notes : | | | | | | | | | | | | | |
|      | ○AM ○PM | | | | | | | ○Pre ○Post ○FBS | | | | | |
| Notes : | | | | | | | | | | | | | |
|      | ○AM ○PM | | | | | | | ○Pre ○Post ○FBS | | | | | |
| Notes : | | | | | | | | | | | | | |
|      | ○AM ○PM | | | | | | | ○Pre ○Post ○FBS | | | | | |
| Notes : | | | | | | | | | | | | | |
|      | ○AM ○PM | | | | | | | ○Pre ○Post ○FBS | | | | | |
| Notes : | | | | | | | | | | | | | |
|      | ○AM ○PM | | | | | | | ○Pre ○Post ○FBS | | | | | |
| Notes : | | | | | | | | | | | | | |
|      | ○AM ○PM | | | | | | | ○Pre ○Post ○FBS | | | | | |
| Notes : | | | | | | | | | | | | | |
|      | ○AM ○PM | | | | | | | ○Pre ○Post ○FBS | | | | | |
| Notes : | | | | | | | | | | | | | |
|      | ○AM ○PM | | | | | | | ○Pre ○Post ○FBS | | | | | |
| Notes : | | | | | | | | | | | | | |
|      | ○AM ○PM | | | | | | | ○Pre ○Post ○FBS | | | | | |
| Notes : | | | | | | | | | | | | | |

► ...................................................................................................................

**Month:** ...............................

**Year :** ...............................

| Date | Time | SYS | DIA | Blood Pressure | Heart Rate | Respiratory Rate | Oxygen Level | Blood Sugar (Pre/Post Meal or Fasting) | °C | °F | Temperature | Weight | Notes |
|------|------|-----|-----|----------------|------------|------------------|--------------|----------------------------------------|-----|-----|-------------|--------|-------|
| | ○ AM ○ PM | | | | | | | ○ Pre ○ Post ○ FBS | | | | | |
| **Notes :** | | | | | | | | | | | | | |
| | ○ AM ○ PM | | | | | | | ○ Pre ○ Post ○ FBS | | | | | |
| **Notes :** | | | | | | | | | | | | | |
| | ○ AM ○ PM | | | | | | | ○ Pre ○ Post ○ FBS | | | | | |
| **Notes :** | | | | | | | | | | | | | |
| | ○ AM ○ PM | | | | | | | ○ Pre ○ Post ○ FBS | | | | | |
| **Notes :** | | | | | | | | | | | | | |
| | ○ AM ○ PM | | | | | | | ○ Pre ○ Post ○ FBS | | | | | |
| **Notes :** | | | | | | | | | | | | | |
| | ○ AM ○ PM | | | | | | | ○ Pre ○ Post ○ FBS | | | | | |
| **Notes :** | | | | | | | | | | | | | |
| | ○ AM ○ PM | | | | | | | ○ Pre ○ Post ○ FBS | | | | | |
| **Notes :** | | | | | | | | | | | | | |
| | ○ AM ○ PM | | | | | | | ○ Pre ○ Post ○ FBS | | | | | |
| **Notes :** | | | | | | | | | | | | | |
| | ○ AM ○ PM | | | | | | | ○ Pre ○ Post ○ FBS | | | | | |
| **Notes :** | | | | | | | | | | | | | |
| | ○ AM ○ PM | | | | | | | ○ Pre ○ Post ○ FBS | | | | | |
| **Notes :** | | | | | | | | | | | | | |
| | ○ AM ○ PM | | | | | | | ○ Pre ○ Post ○ FBS | | | | | |
| **Notes :** | | | | | | | | | | | | | |
| | ○ AM ○ PM | | | | | | | ○ Pre ○ Post ○ FBS | | | | | |
| **Notes :** | | | | | | | | | | | | | |
| | ○ AM ○ PM | | | | | | | ○ Pre ○ Post ○ FBS | | | | | |
| **Notes :** | | | | | | | | | | | | | |
| | ○ AM ○ PM | | | | | | | ○ Pre ○ Post ○ FBS | | | | | |
| **Notes :** | | | | | | | | | | | | | |

► .................................................................................................................................

**Month:** .........................

**Year :** .........................

| Date | Time | SYS | Blood Pressure DIA | Heart Rate | Respiratory Rate | Oxygen Level | Blood Sugar (Pre/Post Meal or Fasting) | Temperature °C | °F | Weight | Notes |
|------|------|-----|-----|-----|-----|-----|-----|-----|-----|-----|-----|
| | ○ AM ○ PM | | | | | | ○ Pre ○ Post ○ FBS | | | | |
| Notes : | | | | | | | | | | | |
| | ○ AM ○ PM | | | | | | ○ Pre ○ Post ○ FBS | | | | |
| Notes : | | | | | | | | | | | |
| | ○ AM ○ PM | | | | | | ○ Pre ○ Post ○ FBS | | | | |
| Notes : | | | | | | | | | | | |
| | ○ AM ○ PM | | | | | | ○ Pre ○ Post ○ FBS | | | | |
| Notes : | | | | | | | | | | | |
| | ○ AM ○ PM | | | | | | ○ Pre ○ Post ○ FBS | | | | |
| Notes : | | | | | | | | | | | |
| | ○ AM ○ PM | | | | | | ○ Pre ○ Post ○ FBS | | | | |
| Notes : | | | | | | | | | | | |
| | ○ AM ○ PM | | | | | | ○ Pre ○ Post ○ FBS | | | | |
| Notes : | | | | | | | | | | | |
| | ○ AM ○ PM | | | | | | ○ Pre ○ Post ○ FBS | | | | |
| Notes : | | | | | | | | | | | |
| | ○ AM ○ PM | | | | | | ○ Pre ○ Post ○ FBS | | | | |
| Notes : | | | | | | | | | | | |
| | ○ AM ○ PM | | | | | | ○ Pre ○ Post ○ FBS | | | | |
| Notes : | | | | | | | | | | | |
| | ○ AM ○ PM | | | | | | ○ Pre ○ Post ○ FBS | | | | |
| Notes : | | | | | | | | | | | |
| | ○ AM ○ PM | | | | | | ○ Pre ○ Post ○ FBS | | | | |
| Notes : | | | | | | | | | | | |
| | ○ AM ○ PM | | | | | | ○ Pre ○ Post ○ FBS | | | | |
| Notes : | | | | | | | | | | | |
| | ○ AM ○ PM | | | | | | ○ Pre ○ Post ○ FBS | | | | |
| Notes : | | | | | | | | | | | |

▶ ..............................................................................

**Month:** .........................

**Year :** .........................

| Date | Time | SYS | Blood Pressure DIA | Heart Rate | Respiratory Rate | Oxygen Level | Blood Sugar (Pre/Post Meal or Fasting) | Temperature °C | °F | Weight | Notes |
|------|------|-----|-----|-----|-----|-----|-----|-----|-----|-----|-----|
| | ○ AM ○ PM | | | | | | ○ Pre ○ Post ○ FBS | | | | |
| Notes : | | | | | | | | | | | |
| | ○ AM ○ PM | | | | | | ○ Pre ○ Post ○ FBS | | | | |
| Notes : | | | | | | | | | | | |
| | ○ AM ○ PM | | | | | | ○ Pre ○ Post ○ FBS | | | | |
| Notes : | | | | | | | | | | | |
| | ○ AM ○ PM | | | | | | ○ Pre ○ Post ○ FBS | | | | |
| Notes : | | | | | | | | | | | |
| | ○ AM ○ PM | | | | | | ○ Pre ○ Post ○ FBS | | | | |
| Notes : | | | | | | | | | | | |
| | ○ AM ○ PM | | | | | | ○ Pre ○ Post ○ FBS | | | | |
| Notes : | | | | | | | | | | | |
| | ○ AM ○ PM | | | | | | ○ Pre ○ Post ○ FBS | | | | |
| Notes : | | | | | | | | | | | |
| | ○ AM ○ PM | | | | | | ○ Pre ○ Post ○ FBS | | | | |
| Notes : | | | | | | | | | | | |
| | ○ AM ○ PM | | | | | | ○ Pre ○ Post ○ FBS | | | | |
| Notes : | | | | | | | | | | | |
| | ○ AM ○ PM | | | | | | ○ Pre ○ Post ○ FBS | | | | |
| Notes : | | | | | | | | | | | |
| | ○ AM ○ PM | | | | | | ○ Pre ○ Post ○ FBS | | | | |
| Notes : | | | | | | | | | | | |
| | ○ AM ○ PM | | | | | | ○ Pre ○ Post ○ FBS | | | | |
| Notes : | | | | | | | | | | | |
| | ○ AM ○ PM | | | | | | ○ Pre ○ Post ○ FBS | | | | |
| Notes : | | | | | | | | | | | |
| | ○ AM ○ PM | | | | | | ○ Pre ○ Post ○ FBS | | | | |
| Notes : | | | | | | | | | | | |

# NOTES

# NOTES

# NOTES

# NOTES

Made in the USA
Monee, IL
30 March 2024

56076996R00063